DOUZE

# CONFÉRENCES D'HYGIÈNE

2560-2411. — Imprimerie Lahure, 9, rue de Fleurus, à Paris. — 29612.

# DOUZE
# CONFÉRENCES D'HYGIÈNE

Rédigées
conformément au plan d'études du 12 août 1890

PAR

A. PROUST

Professeur d'hygiène à la Faculté de médecine de Paris
Inspecteur général des services sanitaires
Membre de l'Académie de médecine et du Comité consultatif d'hygiène publique
Médecin de l'Hôtel-Dieu

Nouvelle édition revue et corrigée

AVEC 50 FIGURES DANS LE TEXTE

PARIS
G. MASSON, ÉDITEUR
LIBRAIRE DE L'ACADÉMIE DE MÉDECINE
120, BOULEVARD SAINT-GERMAIN

MDCCCXCV

# INTRODUCTION

Ce livre est destiné à présenter aux élèves, sous une forme aisée à comprendre et à retenir, les principes élémentaires de l'hygiène. Il suit scrupuleusement le programme officiel des conférences qui viennent d'être prescrites pour le plan d'études du 12 août dernier. Je me suis efforcé d'être utile, à la fois au maître chargé de faire ces conférences et à l'élève désireux de conserver et de pouvoir consulter l'enseignement du maître.

La connaissance des règles de l'hygiène est devenue l'une des branches les plus indispensables de l'éducation. L'avenir de la patrie en dépend.

L'hygiène n'est pas une science; c'est un faisceau de connaissances diverses groupées ensemble pour concourir au même résultat.

Les élèves trouveront dans ce livre des indications sommaires qui leur permettront de poursuivre, s'ils le désirent, l'étude des divers problèmes qui concernent la préservation et la conservation de la santé, tant pour les particuliers que pour la société. Qu'ils sachent bien que ces notions leur seront utiles, non seulement pour la période scolaire, mais pour toute leur existence et dans quelque situation qu'ils soient placés ; car c'est par l'hygiène qu'ils pourront souvent rendre le plus de services et à eux-mêmes et à leurs concitoyens.

Le nombre des *maladies évitables* s'accroît avec les progrès de la science et de la civilisation, et les moyens de préservation ne cessent aussi d'augmenter en nombre et en puissance. La diminution progressive de ces maladies et le succès de ces moyens dépendent des progrès de l'éducation sanitaire de chaque être humain. Le pouvoir n'appartient pas seulement aux peuples instruits, mais à ceux qui sont les plus robustes, les plus vigoureux et les plus nombreux.

A. PROUST.

# CONFÉRENCES D'HYGIÈNE

## PROGRAMME

PRESCRIT POUR LA CLASSE DE PHILOSOPHIE DE L'ENSEIGNEMENT SECONDAIRE CLASSIQUE PAR ARRÊTÉ DU 12 AOUT 1890.

(Douze conférences d'une heure chacune.)

**L'Eau.** — Les diverses eaux potables : eau de source, eau de rivière, eau de puits. — L'eau de source seule est pure; toutes les eaux peuvent être contaminées; modes de contamination.

Les moyens de purifier l'eau potable : filtration, ébullition.

**L'Air.** — De la quantité d'air nécessaire dans les habitations, etc. — Dangers de l'air confiné. — Renouvellement de l'air. — Ventilation. Altération de l'air par les poussières, les gaz.

Voisinage des marais.

**Les Aliments.** — Falsifications principales des aliments usuels, solides et liquides.

Viandes dangereuses : parasitisme et germes infectieux (trichinose, ladrerie, charbon, tuberculose) ; viandes putréfiées (intoxication par la viande du porc, les saucisses).

Des boissons alcooliques. — L'alcoolisme.

**Les Maladies contagieuses.** — Qu'est-ce qu'une maladie contagieuse ou transmissible? Exemple : une maladie type dont la transmission est expérimentalement facile. Le charbon, expériences de M. Pasteur.

Indication rapide des principales maladies contagieuses de l'homme, voies de transmission : l'air, l'eau, l'appareil respiratoire, l'appareil digestif.

Teigne, gale, fièvres éruptives, variole, rougeole, scarlatine, tuberculose.

**Vaccination. Revaccination.** — Mortalité par variole.

Mesures de préservation. — Prophylaxie. — Désinfection. — Propreté corporelle.

Conditions de salubrité d'une maison. — La maison salubre, la maison insalubre.

Les maladies transmises par les déjections humaines : fièvre typhoïde, choléra.

**Notions de police sanitaire des animaux.** — Maladies transmissibles à l'homme. La rage, la morve, le charbon, la tuberculose.

Abatage, enfouissement. (Loi du 21 juillet 1881 sur la police sanitaire des animaux).

## PREMIÈRE CONFÉRENCE.

# L'EAU

Les diverses eaux potables : eau de source, eau de rivière, eau de puits. — L'eau de source seule est pure; toutes les autres peuvent être contaminées; modes de contamination.

La pluie, tombant sur le sol, est l'origine de différentes espèces d'eaux dont l'ensemble peut être réuni sous la désignation d'eaux douces ou d'eaux potables. L'eau de mer n'est pas une eau potable, en raison de la grande quantité de sels, notamment de chlorure de sodium, qu'elle renferme.

Les *eaux de sources* ont ordinairement l'avantage d'être toujours limpides, d'être exemptes de germes vivants et d'offrir une température constante. Certaines d'entre elles présentent même une température plus élevée; c'est ce qui a lieu surtout pour les puits artésiens et les eaux minérales.

En donnant la préférence aux sources dont la composition chimique ne laisse rien à désirer, on obtient une boisson qui est préférable aux eaux de rivières, presque toujours empoisonnées par des matières organiques dans un état de décomposition plus ou moins avancé, des parasites de diverses sortes, et par des micro-organismes.

Il est donc généralement admis que les villes, les établissements publics et les simples particuliers peuvent user sans scrupule des eaux de sources qui se trouvent à leur portée, à la condition que celles-ci ne présentent pas une richesse trop grande en matières minérales. Une bonne eau de source ne doit pas renfermer une proportion trop forte de sels calcaires et magnésiens, ni surtout de sulfate de chaux, ainsi que nous le verrons tout à l'heure en indiquant les qualités que doivent avoir les eaux potables.

Les *puits artésiens* sont des sources artificielles d'où l'eau s'élève à une certaine hauteur au-dessus du sol.

Ils fournissent un appoint très utile aux eaux d'une ville, mais ne peuvent cependant pas servir de base à la distribution des eaux. En effet, leur débit est variable et les conduits qui amènent l'eau à la surface sont sujets à des obstructions fréquentes. En outre, des commotions souterraines et d'autres causes inconnues peuvent faire varier la quantité d'eau qu'ils fournissent. C'est ainsi qu'à Tours 11 puits artésiens ayant été forés de 1830 à 1837, l'un d'eux a complètement cessé de fournir de l'eau, les autres ont vu successivement abaisser leur débit. Sur 17 puits artésiens creusés à Venise, 9 sont taris et le débit des autres a notablement diminué.

Les puits artésiens peuvent cependant rendre de grands services. A Saint-Denis, le puits de la Déesse donne une eau qui est utilisée pour la consommation.

Les *eaux de montagnes* sont mauvaises près de leur source; on leur attribue certaines maladies endémiques dans les localités où les habitants en font usage (goître, crétinisme), mais l'eau des lacs formés par les torrents est en général minéralisée dans des proportions qui en font une excellente boisson, surtout quand il se trouve un déversoir naturel qui permet au trop-plein des eaux de s'échapper.

Il n'en est pas de même lorsqu'il n'existe point d'écoulement. Dans les grands lacs de l'Asie centrale, de l'Afrique et des pays chauds, on trouve des eaux chargées de sels alcalins, au point d'être éminemment dangereuses : la mer Morte en offre l'exemple le plus célèbre. On sait que, pendant l'expédition d'Ibrahim-Pacha en Syrie, les troupes égyptiennes qui, après de longues marches dans le désert, arrivèrent sur les bords de ce lac, aux eaux fortement minéralisées, furent frappées des accidents les plus graves pour avoir voulu s'y désaltérer; un grand nombre de soldats y trouvèrent la mort.

Les *rivières* et les *fleuves* ont pour origine principale les eaux de sources, qui gagnent directement leur lit sans pénétrer le sol, et les eaux qui proviennent de la fonte des neiges et des sources des montagnes.

Les rivières sont donc formées à leur origine par de l'eau de source, mais elles subissent de nombreuses modifications pendant leur cours. La proportion des gaz que l'eau tient en dissolution n'est plus la même ; l'acide carbonique se dégage, tandis qu'une quantité plus considérable d'air atmosphérique se trouve dissoute. Les eaux de rivières sont donc plus oxygénées et moins carbonatées que celles des sources qui leur ont donné naissance. Mais ce n'est pas tout ; les terrains qu'elles traversent, la végétation qu'elles renferment, et surtout les impuretés sans nombre que les villes y déversent altèrent très sérieusement leur composition.

Le résidu solide que donne 1 litre d'eau de la Tamise varie de 0,26 à 0,28 par litre ; la Garonne, 0,3 ; le Rhône, 0,18 ; le Doubs, 0,23 ; la Seine, 0,25 ; la Marne, 0,511, ce qui donne une moyenne de 0,24 par litre.

Mais ces chiffres ne sauraient indiquer, même approximativement, le degré de pollution auquel arrivent les rivières qui traversent les grandes villes. C'est surtout par l'abondance des matières organiques et des germes vivants et par leur nature éminemment suspecte que ces eaux se distinguent des sources pures qui présentent, sous ce rapport du moins, une immense supériorité comme boisson.

On trouve dans le sédiment des eaux des grandes villes des conferves, des diatomées, des paramécies, des vorticelles, des leucophrys, des anguillules, etc., en un mot, tout un monde animé qui indique un immense travail de fermentation putride. Les figures 1 et 2, que nous empruntons à un mémoire de M. J. Poisson publié dans *la Nature*, montrent l'aspect d'une goutte d'eau de la Seine prise à Chaillot, presque à la fin de sa traversée dans Paris, et comparativement à une goutte d'eau de l'une des sources les plus pures qui alimentent la capitale, celle de la Vanne.

Mais ce qui est encore plus grave, c'est la présence d'éléments visiblement tirés de l'organisme humain ou des vêtements à l'usage de l'homme. On y voit des poils, des cellules d'épithélium pavimenteux, des filaments de laine, de lin, de coton, et l'on comprend sans peine comment des ferments pathogéniques peuvent être charriés et répandus par cette voie.

D'ailleurs, les usines qui versent leurs résidus dans les fleuves peuvent les empoisonner au point de les rendre impropres à tout

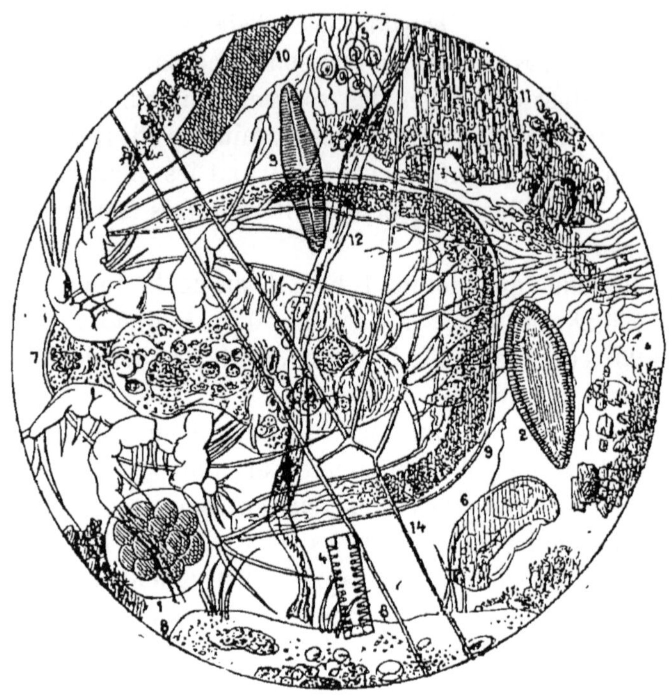

Fig. 1. — Eau de la Seine à Chaillot.

usage. L'eau de la Bièvre, à Paris, qui dégage pendant l'été des gaz d'une odeur intolérable, est tellement altérée qu'à partir d'Antony les herbes vertes, abondantes jusqu'alors, disparaissent complètement au-dessous de cette localité. Ce n'est là d'ailleurs qu'un faible échantillon de l'impureté à laquelle peuvent atteindre les rivières empoisonnées par l'industrie, l'Espierre infectée par Tourcoing et Roubaix est célèbre à cet égard et a donné lieu à des difficultés internationales entre la France et la Belgique ; plusieurs villes françaises, Lille, Reims, les grandes villes manufacturières de l'Angleterre, Leeds, Scheffield, Halifax, en offrent des exemples bien plus marqués.

Au point de vue chimique, ces modifications se traduisent surtout par la présence d'une grande quantité de sels ammo-

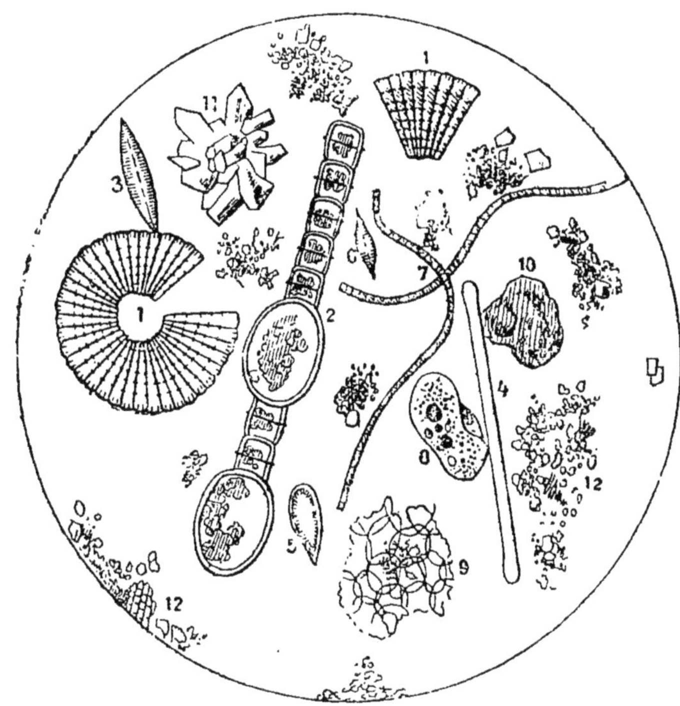


Fig. 2. — Eau de la Vanne.

niacaux et par la disparition de l'oxygène, mais il est évident qu'au point de vue de l'hygiène, les matières organiques ou organisées, ainsi que les germes vivants, peuvent avoir une importance bien plus grande encore.

Enfin, on reproche à l'eau de rivière ses fréquents changements de température; chaude l'été (l'eau de Seine à Paris a présenté pendant certains étés des températures de + 27°, + 28°), froide l'hiver, elle offre un contraste désagréable avec l'eau de source, qui se maintient habituellement à une température constante.

Mais si l'eau des rivières subit, comme on le voit, des causes d'infections très nombreuses, il n'en est pas moins vrai que ces causes sont au nombre de celles qu'une administration bien inspirée peut facilement combattre. Les grandes villes ne pouvant pas se suffire avec les eaux de sources devront donc employer aussi les eaux de rivières en les filtrant, comme nous le verrons dans la conférence suivante.

Les *citernes* sont des réservoirs destinés à conserver les eaux pluviales. Dans certaines localités mal partagées sous le rapport des eaux, comme Venise autrefois, les citernes fournissent exclusivement à l'alimentation des habitants. Des travaux récents ont amené à Venise des eaux de sources. Il est incontestable que, faute de mieux, on peut boire l'*eau pluviale*, mais il ne faut pas en exagérer la valeur.

La minéralisation de l'eau de citerne est très inférieure en moyenne à celle des sources et des rivières. C'est là un inconvénient au point de vue hygiénique, mais il en est un plus grand encore, c'est que la pluie, en tombant sur les toits et en coulant sur les gouttières, peut entraîner des substances métalliques et, en particulier, du plomb. Enfin les matières organiques que la pluie rencontre, soit dans l'atmosphère, soit surtout à la surface des toits, en altère la composition ; lorsqu'elle est alors captée dans des réservoirs, on voit s'y développer un commencement d'odeur putride et ces eaux donnent même quelquefois naissance à certaines maladies.

Quelles que soient les objections qui s'élèvent contre l'usage de l'eau de pluie au point de vue alimentaire, rien ne s'oppose à ce qu'elle soit largement employée pour le nettoyage des rues et l'assainissement des égouts. On a évalué à 5 millions de mètres cubes la quantité d'eau que pourrait fournir annuellement la pluie dans une seule ville comme Paris.

Lorsqu'on creuse le sol à une certaine profondeur, on rencontre nécessairement une nappe d'eau : si, lorsqu'elle obéit aux lois de l'équilibre, cette eau se maintient au-dessous du sol, on a un *puits*.

La pluie, en tombant sur le sol, traverse les terres voisines des puits et vient se mêler à l'eau qu'elles renferment. Elle y arrivera saturée de toutes les substances qu'elle aura rencontrées sur son passage. A la campagne, elle peut être pure et bienfaisante; mais dans les villes, où le sol est imprégné de matières organiques et pénétré par les eaux industrielles, qui charrient souvent des matières toxiques, il est loin d'en être ainsi.

En somme, à la campagne, les puits pourront, si l'on a pris les précautions nécessaires contre leur infection, donner une eau potable; mais à la ville, ils seront saturés de toutes les impuretés des terres voisines.

On ne saurait trop attacher d'importance à la composition et aux qualités physiques des eaux qui servent à l'alimentation. Hippocrate avait depuis longtemps signalé l'immense importance des eaux sur la santé, et tous les observateurs qui se sont occupés de ces questions sont d'accord pour reconnaître que l'eau que l'on ingère exerce une influence des plus sérieuses sur l'état des fonctions digestives, sur la composition des tissus et sur la santé générale.

En effet, l'eau est un aliment; elle fait partie de tous nos organes et, comme le dit Bordeu, « nous ne sommes qu'un amas, une espèce de brouillard épais renfermé dans quelques vessies ». On sait, d'ailleurs, que le corps des sujets brûlés se rapetisse dans des proportions ridicules, et Chaussier a démontré qu'un cadavre, complètement desséché, se réduit au poids de quelques livres.

Mais ce n'est pas seulement à titre de liquide que l'eau vient apporter à nos tissus un élément indispensable ; elle est le véhicule des matières minérales absolument nécessaires à l'organisme, et qui ne se rencontrent pas toujours en quantité suffisante dans nos aliments solides.

Non seulement le squelette réclame des sels calcaires, mais les autres tissus ont besoin de chlorure de sodium, de silice, etc. L'introduction de ces substances dans l'alimentation est d'une nécessité journalière, car nous excrétons une quantité notable de chaux, de silice et de chlorure de sodium, qui ne se retrouve pas en quantité équivalente dans nos aliments azotés et farineux.

Un adulte ordinaire en bonne santé excrète, en vingt-quatre heures, 2 gr. 014 de chaux et 0 gr. 169 de silice.

La ration ordinaire d'entretien fixée à 830 grammes de pain blanc et 240 grammes de viande fraîche, ne renferme que 0 gr. 777 de chaux et 0 gr. 0975 de silice.

Il faut donc, pour maintenir l'équilibre, que le vin, les légumes et l'eau fournissent au moins 1 gr. 247 de chaux et 0 gr. 061 de silice. Or, c'est incontestablement à l'eau que revient ici le rôle principal, les légumes et le vin n'étant pas d'un usage constant, ni en proportion toujours égale.

Au reste, il est démontré que l'usage de l'eau distillée entrave les progrès de l'ossification chez les jeunes animaux, et les régions peu favorisées, dans lesquelles les habitants font usage d'eau presque pure, sont sujettes à des maladies endémiques, caractérisées surtout par l'arrêt du développement.

Nous avons démontré l'utilité des sels minéraux; quant aux gaz dissous dans l'eau, ils servent à lui donner une saveur agréable et à faciliter la digestion. Il est à peine nécessaire de rappeler que l'excès des principes minéraux deviendrait un inconvénient plus grand encore que leur absence complète.

L'analyse des eaux se fait principalement au point de vue chimique et au point de vue bactériologique.

Aujourd'hui l'on cherche surtout à obtenir des indications précises sur : 1° la quantité du résidu solide laissé par l'eau, 2° la quantité des produits volatils au rouge, 3° le degré hydrotimétrique, 4° la quantité des chlorures, 5° la quantité des sulfates, 6° la quantité d'oxygène enlevé au permanganate qui, ainsi que l'ont montré de nombreuses recherches, est proportionnelle à la quantité de matière organique dosée par pesée directe après la combustion.

Le Comité consultatif d'hygiène publique de France a, sur le rapport de M. le Dr Gabriel Pouchet, résumé dans le tableau ci-après les limites dans lesquelles ces divers éléments doivent être contenus :

| | EAU TRÈS PURE. | EAU POTABLE. | EAU SUSPECTE. | EAU MAUVAISE. |
|---|---|---|---|---|
| CHLORE. . . . | Moins de $0^{gr}$,015 par litre. | Moins de $0^{gr}$,040 (excepté au bord de la mer). | $0^{gr}$,050 à $0^{gr}$,100 | Plus de $0^{gr}$,100 |
| ACIDE SULFURIQUE. | $0^{gr}$,002 à $0^{gr}$,005 | $0^{gr}$,005 à $0^{gr}$,030 | Plus de $0^{gr}$,030 | Plus de $0^{gr}$,050 |
| OXYGÈNE emprunté au permanganate en solution alcaline. | Moins de $0^{gr}$,001 soit moins de 10^cc^ de liqueur. | Moins de $0^{gr}$,002 soit moins de 20^cc^ de liqueur. | De $0^{gr}$,003 à $0^{gr}$,004 | Plus de $0^{gr}$,004 |
| PERTE DE POIDS du dépôt par la chaleur rouge. | Moins de $0^{gr}$,015 | Moins de $0^{gr}$,040 | De $0^{gr}$,040 à $0^{gr}$,070 | Plus de $0^{gr}$,100 |
| DEGRÉ hydrotimétrique total. | 5 à 15 | 15 à 30 | Au-dessus de 30 | Au-dessus de 100 |
| DEGRÉ hydrotimétrique persistant après l'ébullition. | 2 à 5 | 5 à 12 | 12 à 18 | Au-dessus de 20 |

L'analyse chimique ne nous révèle pas d'une manière absolue la véritable composition des eaux.

D'un autre côté, l'eau renferme des éléments dont la chimie ne peut pas facilement nous rendre compte ; elle contient des matières organiques extrêmement mobiles, des organismes vivants et d'autres causes d'impuretés. Il faut donc tenir compte non seulement de la composition chimique des eaux, mais aussi de leurs caractères physiques, ainsi que des plantes et des animaux qu'elles renferment.

Dès que les eaux s'altèrent, dit M. Gérardin, les poissons qui peuplent les cours d'eau éprouvent un malaise évident; ils remontent à la surface, s'engourdissent, et si l'altération persiste, ils ne tardent pas à périr... La distinction entre les eaux saines et les eaux infectées ne peut reposer ni sur la couleur, ni sur l'odeur, ni sur la saveur, ni sur l'analyse chimique.... Une eau est saine lorsque les animaux et les végétaux doués d'une organisation supérieure peuvent y vivre. Au contraire, une eau est infectée lorsqu'elle fait périr les animaux et les végétaux doués d'une organisation supérieure, et qu'elle ne peut nourrir que des infusoires ou des cryptogames..... Toutes les herbes vertes ne sont pas également sensibles à l'action de l'eau; le cresson de fontaine semble la plus délicate des plantes aquatiques, sa présence caractérise les eaux excellentes; les épis d'eau et les véroniques ne poussent que dans les eaux de bonne qualité; les roseaux, les patiences, les ciguës, les menthes, les salicaires, les scirpes, les joncs, les nénuphars, s'accordent des eaux médiocres; les carets vivent dans les eaux très médiocres; enfin l'*arundo phragmites* est la plus robuste des plantes aquatiques, elle survit la dernière, et continue à croître et à se développer dans les eaux les plus infectes.

Parmi les mollusques, la *physa fontinalis* ne vit que dans des eaux très pures, la *valvata piscinalis* dans les eaux saines, le *planorbis margitatus* dans les eaux ordinaires, la *cycla cornea*, la *bithynia impura* et le *planorbis corneus* dans les eaux médiocres. Aucun mollusque ne vit dans les eaux infectées, ou du moins, jamais ils n'ont été observés vivants dans les eaux complètement corrompues. On voit, par ce qui précède, que les végétaux phanérogames et les mollusques esquissent à grands traits les caractères des différentes eaux.

En d'autres termes, le meilleur réactif de l'eau, c'est l'être vivant.

Il serait désirable que l'examen de l'eau fût toujours complété par une recherche microscopique pouvant éclairer sur la nature des organismes vivants existant dans ce liquide. Mais, outre que les méthodes d'analyse biologique ne sont praticables que par des hommes rompus aux délicatesses de la technique microscopique, il faut reconnaître que les résultats obtenus jusqu'à ce jour sont encore bien incomplets ; d'autre part, cet examen paraît moins indispensable pour les eaux de sources qui sont filtrées presque à stérilisation par les couches du sol qu'elles traversent.

L'examen bactériologique de l'eau, qui prend néanmoins de jour en jour plus d'importance, comporte trois opérations : 1° la numération des microorganismes ou germes ; 2° la distinction des organismes pathogènes de ceux qui ne le sont pas ; 3° les expériences d'injection ou d'inoculation de ces microorganismes à des animaux. Pour cela, on ensemence une goutte de l'eau recueillie sur un milieu liquide ou sur une matière nourricière solide et l'on cultive les organismes qui s'y sont développés. L'inoculation aux animaux constitue alors le procédé de contrôle le plus sûr.

Quelles sont donc les qualités que doit posséder une *eau* pour être *potable* ?

Une bonne *eau potable* diffère sensiblement de l'eau pure ou distillée ; en effet, les gaz dissous dans l'eau, et surtout les principes minéraux dont elle est chargée lui donnent une saveur agréable et jouent un rôle des plus importants dans la nutrition.

Une bonne eau potable doit être limpide, incolore, sans odeur, fraîche, d'une saveur légère et agréable, aérée, le plus possible exempte de substances organiques et de germes vivants. Elle doit tenir en dissolution une petite quantité de matières salines, spécialement du bicarbonate de chaux, un peu de silice et de sel marin, en proportions telles que cette eau ne soit ni saumâtre, ni salée, ni douceâtre, et qu'elle permette la cuisson parfaite des aliments.

Nous avons vu, au cours de cette conférence, comment les eaux peuvent être contaminées et quelles sont les principaux mode de contamination des eaux. Nous les étudierons plus complètement à propos des moyens de purification qu'il nous reste à examiner dans une prochaine conférence.

## DEUXIÈME CONFÉRENCE.

# LES MOYENS DE PURIFIER L'EAU POTABLE

### Filtration, ébullition.

La purification des eaux se fait par épuration, par ébullition et par filtration.

Chez les Romains, il y avait, au commencement et à la fin des aqueducs, une *piscina limaria* destinée à opérer une décantation.

*L'épuration* de l'eau par le repos a été appliquée à Marseille. Les eaux de la Durance étant toujours limoneuses, on a dû, pour remédier à cet inconvénient, disposer sur le parcours du canal quatre grands bassins d'épuration où, la pente étant insignifiante, l'eau s'écoule lentement et se débarrasse de la majeure partie du limon.

Ce procédé a le grave défaut d'exiger une superficie considérable et de ne point toujours réussir, car « pendant les jours d'orage, de pluie et de tempête, moment où la décantation est surtout utile, l'eau n'abandonne pas dans les bassins d'épuration les matières qu'elle tient en suspension ». De plus, si les eaux restent trop longtemps stagnantes, elles peuvent s'altérer.

On a imaginé, d'autre part, un nombre considérable de procédés d'épuration pour les *eaux impures* ou *malsaines*, telles que les *eaux d'égout*, les *eaux industrielles*, les *eaux de marais*.

Les eaux qui traversent les égouts sont en effet dérivées d'une multitude de sources diverses et qui sont loin d'être les mêmes dans les différentes localités qui sont pourvues d'un réseau plus ou moins régulier de canaux souterrains. Les égouts reçoivent la pluie qui vient inonder les rues en temps d'orage, les eaux ménagères provenant des habitations privées, les résidus des opérations industrielles, enfin, dans la plupart des cas, les excréments solides et liquides des hommes et des animaux.

L'eau des égouts est visiblement impure. Elle contient non seulement des matières en solution, mais surtout une quantité énorme de corps flottants.

Aussi a-t-on cherché à épurer les eaux d'égout par des procédés *mécaniques*, par des procédés *chimiques* et par des procédés *agricoles*.

Les *procédés mécaniques* sont surtout le *barrage*, la *filtration* et la *décantation*.

Mais le liquide qui s'écoule des bassins collecteurs est encore chargé de matières organiques fermentescibles et putrides en dissolution. Et la formation de bassins aussi considérables que ceux que nécessiterait l'épuration d'une rivière infectée par une grande capitale donnerait lieu à un foyer de maladies pestilentielles qui pourrait exercer l'influence la plus fâcheuse sur la santé de la population environnante.

Les procédés *chimiques* sont extrêmement nombreux; ils ont pour but de précipiter les matières organiques dissoutes, ce qui permet alors de laisser écouler les eaux sur la voie publique, tandis que le précipité recueilli au fond des bassins est employé comme engrais. Mais on a constaté que ce procédé ne faisait disparaître qu'un tiers des produits nuisibles renfermés dans l'eau d'égout, laissant subsister les deux autres tiers qui vont empoisonner les rivières. De plus, les usines où l'on applique ces procédés répandent toujours dans le voisinage des émanations incommodes et insalubres.

Il est donc évident que ce n'est point encore là qu'il faut chercher la solution du problème; on l'a trouvée dans l'*action du sol*.

Il est aujourd'hui démontré que les eaux d'égout, distribuées par l'irrigation sur un sol perméable et suffisamment cultivé, abandonnent leurs principes fermentescibles aux couches qu'elles traversent et deviennent ainsi l'un des engrais les plus puissants. Les eaux qui s'écoulent, après avoir traversé les terrains cultivés, présentent un état de pureté comparable à celui des bonnes eaux potables. Pour obtenir ce résultat, on dispose le sol en larges sillons, appelés *billons*, séparés par des rigoles par lesquelles l'eau est introduite de temps en temps. Celle-ci se disperse ainsi à travers le sol où l'air brûle les matières organiques (fig. 3).

Nous citerons les expériences si concluantes pratiquées dans la plaine de Gennevilliers qui constitue un immense filtre naturel, éminemment propre à absorber et à purifier les eaux impures.

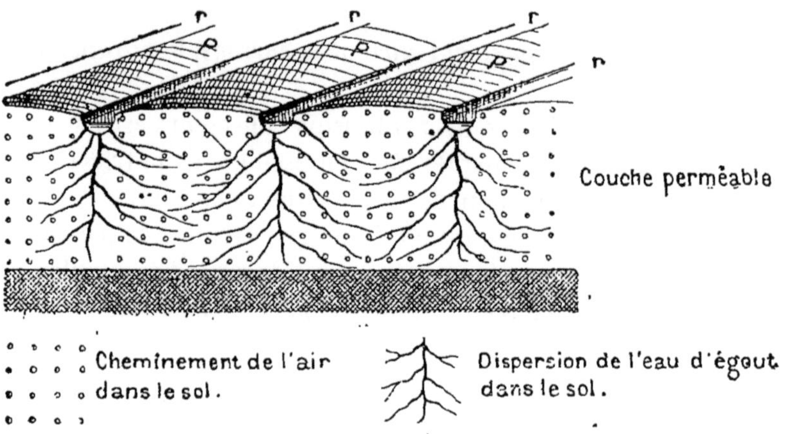


Fig. 3. — Schéma explicatif du mode d'épuration de l'eau d'égout dans le sol, d'après M. Émile Trélat (*Revue d'hygiène*).

L'eau des puits ou des drains qui provient de la nappe souterraine est plus pure que celle de la Seine en amont des collecteurs.

L'épuration a été aussi satisfaisante que possible. Quant aux résultats donnés par la culture, on reconnaît qu'ils sont excellents.

Les plaintes qui se sont élevées au sujet de cette grande opération paraissent aujourd'hui bien peu fondées et, d'ailleurs, le principe étant démontré, tout se réduit à une question de proportion. Il est évident qu'un terrain quelconque, surtout s'il n'est pas perméable et s'il n'est pas drainé, ne peut absorber et détruire dans un temps donné, qu'une quantité très limitée de matières organiques. Au reste les tentatives de ce genre se multiplient autour de toutes les grandes villes ; à Édimbourg, à Reims, à Milan, à Breslau, à Dantzick, à Berlin, des domaines étendus et stériles ont été soumis à l'action fertilisante des eaux d'égout, et partout les résultats ont répondu à l'attente de l'administration qui a entrepris ces travaux.

La composition des eaux d'*étangs et de marais* est fortement altérée, leur goût fade et marécageux, et leur action nuisible à la santé. Il est donc évidemment dangereux de les utiliser pour les usages alimentaires. C'est là pourtant ce qui arrive dans un grand nombre de pays et même dans le nôtre. Non seulement les habitants de plusieurs petites localités rustiques font usage de l'eau des étangs qu'ils ont à leur portée, mais à Versailles, aux portes mêmes de Paris, une partie de la population boit les eaux des étangs destinés par Louis XIV à fournir de l'eau aux jardins du palais.

Il est bien entendu qu'on ne doit jamais confondre un marais, quelle que soit son étendue, avec un lac. Ce dernier, traversé par un ou plusieurs fleuves, n'est pas composé d'eaux stagnantes.

Lorsqu'on est réduit par la nécessité à faire usage des eaux stagnantes, il est bon d'imiter l'exemple des Chinois et de ne s'en servir que sous forme d'infusion de thé, de café ou de plantes aromatiques. En portant le liquide à l'ébullition, on détruit les infusoires microscopiques et les germes vivants qu'il renferme; en masquant sa saveur désagréable, on le rend plus facile à consommer.

En effet l'*ébullition* purifie l'eau; la température de 100° détruit en particulier la plupart des germes, au moins tous ceux que nous connaissons comme appartenant à des maladies assez fréquemment transmises par l'eau. Aussi doit-elle être pratiquée d'une manière générale en temps d'épidémie de fièvre typhoïde ou de choléra; il serait bon de l'utiliser également pour toutes les eaux dont on soupçonne la contamination. Malheureusement l'ébullition a l'inconvénient d'enlever à l'eau une partie de son oxygène; aussi est-il nécessaire d'agiter l'eau à l'air pendant qu'on la fait bouillir afin de la rendre aussi digestible que l'eau pure.

Dans ces dernières années, on a imaginé des appareils destinés à *stériliser* l'eau, c'est-à-dire à détruire par la chaleur les germes qu'elle pourrait contenir, mais ces appareils sont encore peu employés.

On a enfin recours, pour purifier l'eau, à la *filtration* soit naturelle, soit artificielle. Les filtres naturels peuvent donner des masses d'eau destinées à toute une ville, mais une configuration spéciale du sol est encore nécessaire; il faut que celui-ci soit perméable sur une épaisseur suffisante. On établit des tranchées en contre-bas de l'étiage, et l'eau s'y rend en traversant un terrain sablonneux perméable. Exemples : Toulouse, Lyon, Glasgow.

L'eau qui est distribuée aux particuliers doit subir une seconde épuration plus complète. Telle est l'utilité des filtres de ménage. Il en existe de différentes espèces. Les uns se composent essentiellement de plusieurs compartiments mobiles, formés par des couches de laine, de charbon et de sable; dans quelques appareils, l'eau est reçue sur une éponge qui la laisse tomber goutte à goutte sur les compartiments inférieurs. D'autres filtres, formés principalement de charbon préparé avec ou sans toile d'amiante, sont surtout destinés à débarrasser le liquide des éléments putrides qu'il peut renfermer. On a construit enfin, dans ces derniers temps, des filtres à bougie de porcelaine ayant pour but de retenir les germes vivants contenus dans les eaux potables.

Les découvertes de M. Pasteur concernant l'influence des micro-organismes spécifiques sur la genèse, le développement et la propagation d'un grand nombre de maladies transmissibles, les nombreuses constatations faites sur la présence de ces micro-organismes dans les eaux servant à l'alimentation des populations éprouvées par ces maladies ont fait très justement accorder une importance de premier ordre à la filtration des germes contenus dans ces eaux.

Les filtres jusqu'ici construits parviennent à retenir les sels et matières solubles renfermés dans les eaux; même les matières organiques ne peuvent également les traverser, mais aucun d'eux n'est capable de former une barrière infranchissable contre les microbes. Avec de la pierre poreuse assez fine on obtient ce résultat, mais surtout avec les filtres à porcelaine, parmi lesquels celui de M. Chamberland est infiniment supérieur. Qu'importe de donner à l'eau une transparence plus ou moins parfaite, de la débarrasser de ses sels et de ses matières organiques, de ses impuretés grossières, pour ainsi dire, si l'on y conserve les germes vivants des affections les plus éminemment transmissibles!

Le principe du filtre de M. Chamberland consiste à faire passer l'eau par aspiration à travers un tube de porcelaine dégourdie;

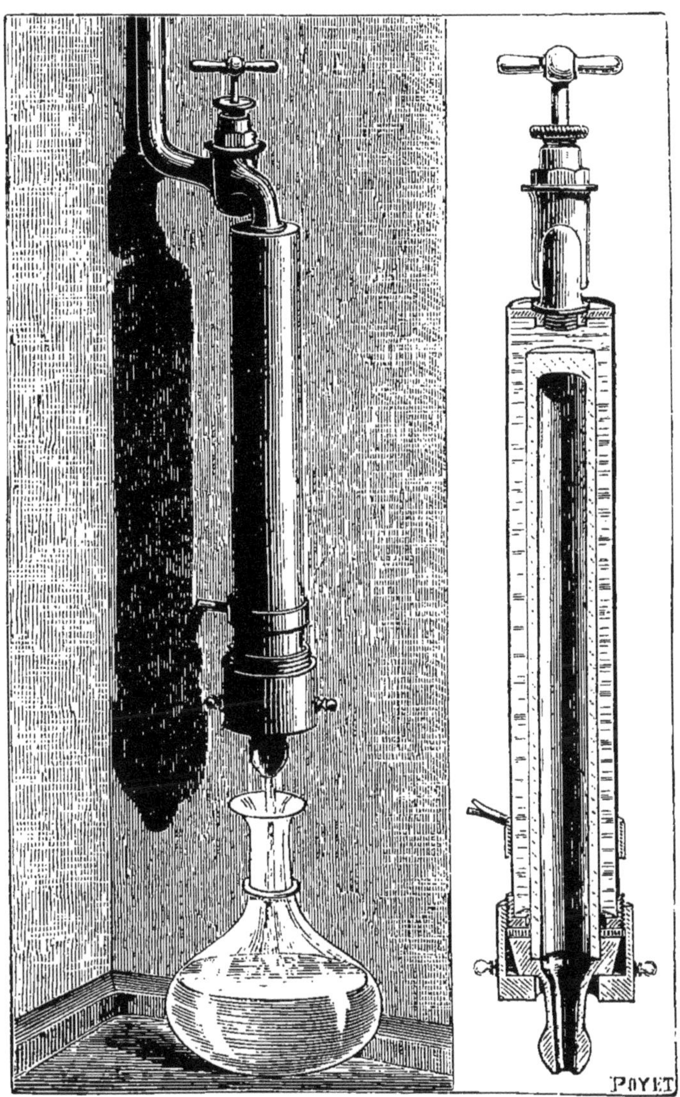


Fig. 4. — Filtre Chamberland, à bougie de porcelaine.

les pores de cette porcelaine empêchent les germes de passer et le liquide recueilli au sortir du filtre est entièrement pur (fig. 4).

L'inconvénient de tous les filtres, et celui de M. Chamberland n'en est pas plus exempt que tous les autres, c'est d'exiger une surveillance fréquente. Il n'est pas de filtre qui puisse inspirer une confiance absolue, si son fonctionnement n'est pas l'objet d'un contrôle constant.

Tous les filtres doivent être nettoyés fréquemment, et on doit, sauf pour le filtre à porcelaine, changer la matière filtrante à intervalles aussi rapprochés que possible, car celle-ci ne tarde pas à se saturer et par suite à ne plus arrêter les impuretés; les filtres à charbon, matière organique, ne tardent pas, grâce à la présence du charbon, à former comme un bouillon de culture pour les microbes contenus dans les eaux qui les traversent. Les filtres à bougie de porcelaine ont besoin d'être essuyés de temps en temps et passés à l'eau bouillante, de façon à enlever la couche d'impuretés qui les recouvre; cette couche pourrait à la longue en diminuer considérablement le débit et faciliter le passage d'impuretés par entraînement mécanique à travers les pores de la porcelaine.

Lorsqu'on ne possède pas de filtre et que les eaux dont on peut disposer sont impures, le mieux, on le voit, si l'on est absolument forcé de faire usage de telles eaux, est de les faire bouillir

Il est évident que la quantité d'eau indispensable pour l'usage journalier ne peut pas être appréciée avec une rigueur mathématique. L'eau, en effet, n'est pas seulement nécessaire comme boisson, mais elle sert à divers usages et joue un rôle capital au point de vue de la propreté dont on ne saurait exagérer l'importance en hygiène. S'il existe quelque incertitude à l'égard du chiffre qu'il convient d'établir, on doit certainement interpréter ce doute dans le sens le plus libéral. Dans les grandes villes, et plus encore dans les campagnes, la partie pauvre de la population ne se sert d'eau que pour boire. Des habitudes de malpropreté héréditaires, qui se transmettent de génération en génération, réduisent notablement la quantité d'eau nécessaire à chaque famille. Mais il importe, au point de vue hygiénique, de réagir le plus possible contre ces tendances fâcheuses. Il faut largement interpréter les données de l'expérience à cet égard ; il faut qu'il y ait trop d'eau pour qu'on en ait assez.

Le professeur Rankine adopte le chiffre de 45 litres et demi par tête pour les usages personnels, 45 autres litres pour les usages publics et industriels, enfin les villes manufacturières réclameraient 45 litres de plus, ce qui ferait en tout 135 litres par habitant. Parkes arrive au chiffre de 156 litres, ainsi décomposés : service domestique, 54 litres ; bains, 13 ; cabinets, 27 ; pertes, 13. Total, 112 litres ; service municipal, 22 litres ; eau supplémentaire pour les villes manufacturières, 22.

Avant 1870, les habitants de Paris recevaient déjà 123 litres par tête et par jour ; aujourd'hui que les travaux pour l'adduction des eaux de sources de la vallée de l'Avre sont terminés, la distribution est de 300 litres par jour et par habitant. Plusieurs villes d'Europe et même de France sont beaucoup plus favorisées. Rome donne à chacun de ses habitants 1100 litres par jour, ce qui s'explique par les énormes travaux exécutés par les anciens pour une ville qui contenait peut-être 4 millions d'habitants et qui n'en compte pas 300,000 aujourd'hui. En France, c'est Marseille, avec 470 litres d'eau par tête et par jour, qui est la ville la mieux partagée comme quantité.

Les progrès que réalisent les villes au point de vue de l'arrosage des rues et des places, de l'aménagement des égouts et de la propreté générale, tendent évidemment à augmenter de jour en jour la quantité d'eau dont elles font usage. Au reste dans les pays chauds, la quantité requise est certainement beaucoup plus grande que dans les pays tempérés ou froids, d'autant plus qu'une partie de cette eau sert uniquement à rafraîchir l'atmosphère.

Rassembler les eaux sur un point central d'où elles puissent se répandre dans les réservoirs qui alimentent les habitations privées et sur tous les points où leur présence est nécessaire, tel est le problème qui se présente aux administrateurs chargés de distribuer l'eau dans une ville. La solution a varié suivant les lieux, suivant les époques et suivant les procédés en vigueur.

Les anciens, et par ce mot il faut surtout entendre les Romains, dont les travaux à cet égard ont dépassé de beaucoup tout ce qui s'était fait avant eux, les anciens employaient de préférence des aqueducs pour transporter dans les villes les eaux des sources lointaines. On a supposé que ces travaux dispendieux reposaient sur l'ignorance des lois de l'hydrostatique. Cependant les fouilles de Pompéi, en nous révélant l'aménagement intérieur des maisons antiques, et en particulier le service des bains, ont démontré que les anciens connaissaient parfaitement le principe en vertu duquel l'eau remonte, dans un tube fermé, jusqu'au niveau de son point de départ. Il faut donc supposer que c'était dans le but d'obtenir des eaux mieux aérées, plus fraîches et plus salubres, qu'ils s'abstenaient de les faire couler dans des canaux souterrains. Au reste à cette époque, le travail de l'homme était loin d'avoir la même valeur qu'aujourd'hui.

Les modernes ont construit des aqueducs sur le plan des anciens; tel est, par exemple, l'aqueduc de Roquefavour, qui amène à Marseille l'eau puisée dans la Durance, celui de Montpellier, qui transporte dans cette ville les sources de la rivière Croton, celui qui sert à l'alimentation de New-York, etc. Rappelons enfin les travaux si considérables qui sont venus et ceux qui viennent encore en ce moment compléter le système des eaux de Paris.

Lorsqu'il est possible d'établir une prise d'eau à une hauteur telle qu'elle puisse couler naturellement jusqu'à l'un des points culminants de la ville qu'elle doit alimenter, la question se trouve notablement simplifiée. Mais il n'en est pas toujours ainsi : souvent il faut recourir à d'autres moyens pour amener les eaux sur les points où l'on veut les utiliser. Aujourd'hui, l'usage des tuyaux de fonte permet de faire franchir les vallées en siphon, et les machines élévatoires permettent aux villes d'employer des eaux qui coulent à un niveau plus bas que le leur. Arrivées à leur destination, les eaux sont concentrées dans des réservoirs ou châteaux d'eau.

Il faut que l'eau atteigne par sa hauteur le niveau des maisons les plus élevées, afin qu'elle puisse être distribuée à tous les étages, à moins qu'on ne préfère suppléer à cette condition par le travail des pompes.

Le procédé le plus imparfait est celui des porteurs d'eau, qui onctionne encore dans plusieurs villes.

Mais l'un des points qui intéressent le plus directement l'hygiéniste est celui de l'action des eaux sur les conduits qui servent à les transporter. Jusqu'à ces derniers temps, ce sont des tuyaux en *plomb* qui ont presque exclusivement rempli cet office. Mais il est aujourd'hui démontré que l'eau dissout ce métal en quantité appréciable, et cela avec d'autant plus d'énergie qu'elle est plus pure et plus oxygénée. Par contre, les eaux riches en acide carbonique, en carbonate et en sulfate de chaux, paraissent agir beaucoup moins sur les tuyaux de plomb. Des observations nombreuses attribuent une action protectrice très considérable à l'acide carbonique dissous; il se forme, en effet, en présence de ce gaz, du carbonate de plomb, sel éminemment insoluble. Il paraît aussi que le plomb, au contact d'un autre métal, fer, zinc, étain, se dissout beaucoup plus rapidement en présence de l'eau; dans ces conditions, en effet, il se forme un courant galvanique. Voilà pourquoi les tuyaux en zinc, qu'on a cherché quelquefois à substituer aux tuyaux en plomb, abandonnent une quantité considérable de ce dernier métal aux eaux qui les traversent, car le zinc employé pour les travaux de ce genre renferme presque toujours une proportion plus ou moins forte de plomb.

La proportion de ce métal qui suffit pour déterminer des accidents toxiques a été diversement estimée, mais il est certain qu'elle est très faible. Dans le cas célèbre de la famille de Louis-Philippe à Claremont, la quantité de plomb trouvée dans les eaux dont elle se servait s'élevait à 7 dixièmes de grain par gallon (le gallon représente environ 4 litres et demi). Cette quantité de plomb produisit des accidents chez un tiers des personnes qui faisaient usage de ces eaux insalubres.

Dans certains pays, l'eau traverse des conduits en bois (Genève), mais elle y contracte invariablement une saveur désagréable due à la présence de matières organiques en décomposition. En somme, le procédé le plus irréprochable paraît consister à employer des tubes en fonte ou en fer, revêtus intérieurement d'un enduit protecteur.

## TROISIÈME CONFÉRENCE.

# L'AIR

De la quantité d'air nécessaire dans les habitations, etc. — Dangers de l'air confiné. — Renouvellement de l'air. — Ventilation. — Altération de l'air par les poussières, les gaz. — Voisinage des marais.

Si le père de la physiologie moderne a défini la vie : une lutte perpétuelle contre les milieux qui nous entourent, nous ne saurions accepter aujourd'hui ce point de vue essentiellement erroné. Non, les milieux dans lesquels nous sommes plongés ne sont pas des adversaires contre lesquels nous luttons, ainsi que le voulait Bichat; ce sont, au contraire, les soutiens indispensables de la vie, sans lesquels nous ne pourrions exister une minute.

C'est surtout de l'*air atmosphérique* qu'il est juste de dire qu'il est l'aliment de la vie, le premier, le plus indispensable de tous les aliments. Et cela est vrai, non seulement de l'oxygène qu'il renferme, mais de tous les éléments qui le composent à l'état normal. Toute variation, tout changement dans sa composition, lorsqu'ils dépassent certaines limites, deviennent une cause de mort. L'oxygène en excès devient lui-même un poison, comme l'ont si bien démontré les travaux remarquables de P. Bert.

L'air atmosphérique réagit sur l'économie aussi bien par ses propriétés physiques que par sa composition chimique. En effet, s'il fournit au sang, milieu intérieur, une partie importante des éléments de rénovation de nos tissus, s'il est indispensable à l'accomplissement des combinaisons et des dédoublements qui s'accomplissent dans l'intimité de l'économie, il imprime aussi à nos fonctions des modalités différentes, suivant qu'il est plus chaud ou plus froid, plus dense ou plus raréfié.

Nous aurons donc à envisager l'air atmosphérique et son action sur l'organisme au double point de vue de ses *propriétés physiques* et de sa *composition*.

L'air qui nous entoure est retenu à la surface du globe par la pesanteur et entraîné avec lui dans ses révolutions. Bien que les calculs qui ont été faits pour évaluer la hauteur de l'atmosphère soient sujets à contestation, on est généralement d'accord pour admettre que cette hauteur est d'environ 60 000 mètres. On sait, depuis les expériences célèbres de Torricelli et de Pascal, que la pression atmosphérique équivaut, en moyenne, à une colonne de mercure de 76 centimètres. Cette pression se modifie d'ailleurs avec les lieux suivant différentes conditions, et elle entre comme un élément important dans la détermination des *climats*.

En admettant comme chiffre moyen de la pression barométrique 76 centimètres, on peut évaluer à 20 000 kilogrammes environ la pression que supporte le corps de l'homme. Cette pression, également répartie dans tous les sens, fait équilibre à celle qu'exercent de dedans en dehors les gaz et les liquides de l'économie. On conçoit donc que l'intégrité dans la distribution, comme aussi à un certain degré dans la composition de ces derniers, sera étroitement liée au maintien de la pression atmosphérique au taux normal.

Quand l'organisme est soumis à des pressions qui descendent sensiblement au-dessous de la normale, on observe les effets suivants : les mouvements s'exécutent avec plus de difficulté, l'anhélation et la fatigue se produisent plus facilement ; le pouls devient plus fréquent, d'autant plus fréquent que la pression barométrique baisse davantage, la respiration enfin s'accélère ; on peut même voir se produire des hémorragies par la muqueuse respiratoire, si la diminution de la respiration est très grande ; l'asphyxie survient, on le sait, dans le vide. Tous ces phénomènes qui sont le résultat de la diminution brusque de la pression, s'observent surtout dans les ascensions et constituent ce qu'on appelle le *mal des montagnes*.

Lorsque les individus habitent les lieux où l'air est habituellement raréfié, les hautes montagnes, par exemple, on n'observe plus les symptômes que nous venons de signaler, et qui sont dus au passage brusque d'une atmosphère à pression normale dans une atmosphère à pression moindre. Mais l'organisme s'adapte, en quelque sorte, aux conditions spéciales du milieu dans lequel il doit fonctionner : de là dans la constitution, les habitudes, dans le mode des différentes fonctions physiologiques des différences bien nettes. Les habitants des hautes montagnes, comme ceux des plateaux de l'Anahuac, obligés de respirer un air moins dense, par conséquent à volume égal moins chargé d'oxygène, condamnés, d'autre part, à gravir des pentes rapides, à exercer un travail musculaire assez considérable, et obligés d'absorber pour suffire à ce travail une grande quantité d'oxygène, ont la poitrine plus large, très ample, avec une taille peu élevée; la respiration est plus fréquente, la circulation plus active, comme pour amener plus fréquemment le sang au contact de l'air dans l'intérieur des poumons. Il y a là une sorte de fonctionnement tout spécial des organes respiratoires et circulatoires tenant à la conformation particulière du thorax et à une habitude transmise par hérédité chez les indigènes, ce qui explique la difficulté que les Européens ont à s'acclimater, ne pouvant du jour au lendemain adapter le fonctionnement de leur organisme aux conditions nouvelles dans lesquelles ils se trouvent placés.

Activité plus grande de la respiration et de la circulation, si telles sont les conditions qui résultent de la diminution de la pression atmosphérique, on comprendra que les régions où cette pression est peu élevée ne sauraient convenir aux malades atteints d'affections confirmées du cœur. En revanche, les tempéraments lymphatiques, les individus à constitution faible, sans prédisposition marquée toutefois aux affections cardiaques, peuvent tirer un grand avantage du séjour dans les lieux secs et élevés ou dans certains de ces appareils en usage aujourd'hui dans nos climats d'altitude peu élevée, telles que les chambres à air où l'on peut faire varier la pression.

Les effets que produit sur l'organisme l'augmentation de la pression atmosphérique ont été bien étudiés, surtout dans ces dernières années, et les expériences de P. Bert ont jeté un grand jour sur la question; c'est ainsi qu'il a montré qu'en dilatant de plus en plus l'atmosphère d'une cloche où est placé un oiseau, à l'aide de la décomposition graduée de cette atmosphère, on peut, en introduisant en même temps de plus en plus d'oxygène, permettre à celui-ci de pénétrer dans le sang et par suite dans les tissus en quantité suffisante pour entretenir les combustions vitales à leur degré d'énergie normale.

La compression rend l'air plus chaud, plus hygrométrique, plus comburant. Dès qu'on pénètre dans une cloche à air comprimé on éprouve, au niveau des oreilles, une sensation plus ou moins pénible, quelquefois des douleurs excessivement vives, accompagnées de tintements aigus. Ces phénomènes s'expliquent par la distension que subit la membrane du tympan, par suite de la brusque rupture de l'équilibre entre la pression de l'air contenu dans l'oreille moyenne et celui du conduit auditif externe. Ces sensations pénibles ne durent d'ailleurs qu'un instant et, dès que l'équilibre est rétabli, elles disparaissent. Les ouvriers qui pénètrent journellement dans les tubes à air comprimé, par exemple, pour faire les fondations des piles de pont, suivant l'application qu'en a le premier faite M. Triger (fig. 5), s'y habituent à la longue, et bientôt ces sensations douloureuses cessent d'être perçues. Cependant on a maintes fois signalé chez ces ouvriers des surdités temporaires ou même permanentes.

Lorsque la pression augmente d'une ou deux atmosphères seulement, les respirations deviennent moins fréquentes, plus profondes; la circulation se ralentit, la peau de la face pâlit, les mouvements musculaires sont moins faciles. Des accidents graves peuvent survenir lorsque la pression atteint un degré élevé, cinq atmosphères, par exemple, et dans ce cas ils se produisent non pendant que le sujet est soumis à l'influence de la pression mais au moment de la décompression. Chez les ouvriers qui travaillent dans les tubes, on peut observer des douleurs musculaires ou articulaires parfois intenses, des congestions céré-

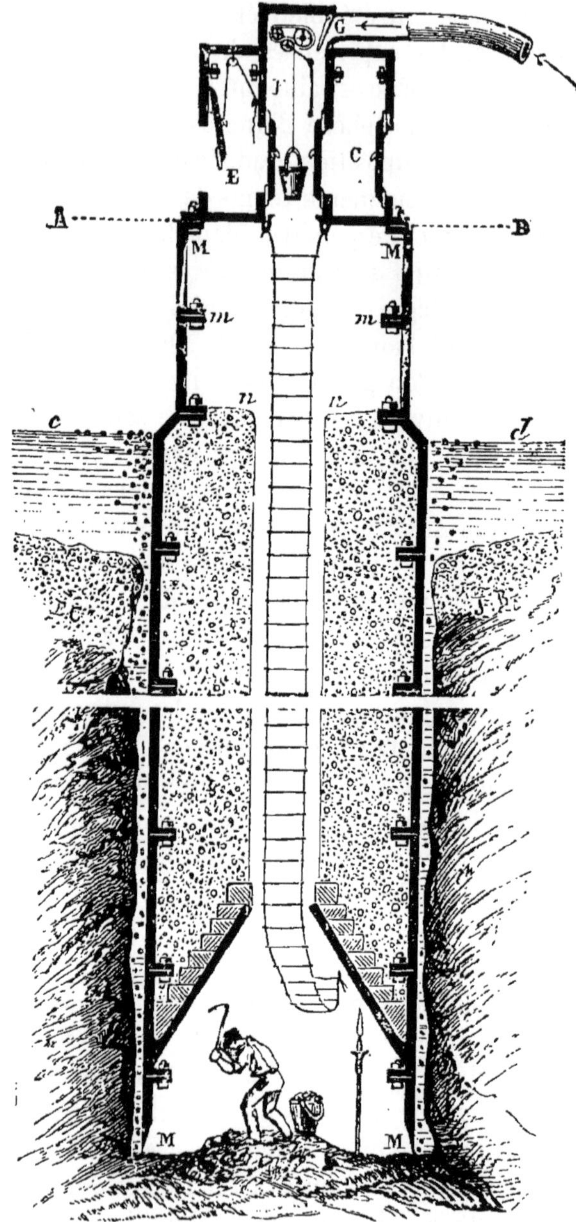

Fig. 5. — Schéma représentant le forage d'une pile de pont par les tubes à air comprimé (procédé Triger).

brales, des hémorrhagies, qui sont dues au passage rapide d'une atmosphère plus dense dans une atmosphère moins dense. La décompression brusque peut amener la mort.

Si la pression augmente jusqu'à 20 atmosphères, la mort arrive avec des convulsions.

Les bains d'air comprimé ont été préconisés dans ces dernières années contre un grand nombre d'affections, surtout contre les affections des poumons; bien que leurs bons effets aient peut-être été systématiquement exagérés, ils n'en doivent pas moins être considérés comme une précieuse ressource, grâce à la propriété qu'ils possèdent de faciliter l'hématose et les fonctions respiratoires.

La *température de l'atmosphère* est soumise à des influences nombreuses qui la modifient dans des limites étendues. L'air s'échauffant aux dépens de la terre, sa température est d'autant plus élevée que les rayons solaires tombent à la surface de notre sol, sous une incidence moins oblique.

Voici pourquoi les régions équatoriales sont beaucoup plus chaudes que les régions polaires, les premières recevant les rayons du soleil à peu près verticalement, tandis que les secondes les reçoivent au contraire très obliquement. De même, en hiver, les rayons solaires arrivant sous une incidence plus oblique, la température baisse, bien que la terre soit plus rapprochée du soleil qu'en été. D'autre part, les couches de l'atmosphère empruntant directement à la surface du globe leur calorique, elles seront d'autant moins chaudes qu'elles seront plus élevées, c'est-à-dire plus distantes du sol. Les modifications de la température sont donc soumises à l'influence de ces trois éléments principaux : la latitude, les saisons, l'altitude. Les écarts entre les températures maxima et les températures minima peuvent être d'ailleurs considérables. On a cité une température observée à l'ombre de — 47°,4 à Esne dans la Haute-Égypte: la température de — 56°,7 a été constatée par le capitaine Back, dans l'Amérique du Nord. A Paris le maximum de température s'est élevé à 38°4 le 8 juillet 1793, et le minimum est tombé à — 23°,6 le 26 décembre 1778 Nous avons subi à Paris, en décembre

1879, des froids aussi rigoureux; à l'observatoire de Montsouris, le thermomètre s'est abaissé à — 24°,5.

Ces modifications dans la température de l'atmosphère ont sur l'organisme de grandes influences. L'homme, comme tous les animaux à sang chaud, possède, on le sait, la propriété de maintenir sa température intérieure à un chiffre qui est sensiblement toujours le même, 37° à 37°,5 (température axillaire). Pourvu d'un système nerveux qui, comme l'a montré Cl. Bernard, joue le rôle de régulateur, notre organisme réagit contre les températures trop élevées ou contre les températures trop basses, soit en fabriquant plus ou moins de chaleur, soit en en consommant davantage.

Lorsque l'organisme est exposé à la chaleur, la circulation s'accélère, le pouls bat plus vite, la peau se couvre d'une sueur abondante, la respiration devient plus fréquente et l'exhalation pulmonaire plus active; grâce à cette perspiration cutanée et pulmonaire, l'équilibre de la température, que la chaleur extérieure tendait à rompre, est rétabli. Aussi dans les pays les plus chauds, la température intérieure de l'homme ne s'élève-t-elle que dans une proportion restreinte.

J. Davy a observé que la température des habitants de l'île de Ceylan dépassait à peine de 1 degré celle des habitants des régions tempérées. La température des matelots, prise après le passage de la ligne, a été trouvée supérieure de 1°,1 à ce qu'elle était au moment du départ.

Sous l'influence des températures élevées, les mouvements volontaires sont moins énergiques, le système nerveux est plus excitable ; les statistiques ont établi que les crimes et les suicides étaient plus fréquents en été qu'en hiver.

La chaleur est plus difficilement supportée dans une atmosphère humide que dans un air sec. C'est qu'en effet, dans ces conditions nouvelles, la sécrétion de la peau et l'exhalation pulmonaire qui tendent, par leur exagération, à rétablir l'équilibre, sont entravées ou même empêchées. M. Delaroche n'a pu supporter que dix minutes un bain de vapeur porté de 37 à 51 degrés. Les expériences ont d'ailleurs démontré que la température du corps n'est susceptible de s'élever que de peu de degrés. A 45 degrés, la mort arrive infailliblement.

Lorsque l'organisme est exposé à une basse température, l'hématose devient plus active, la quantité de chaleur produite est plus considérable et ainsi l'équilibre est rétabli. L'homme, d'ailleurs, ne peut résister aux températures basses qu'à la condition de se couvrir de vêtements, de se ménager des abris, de faire usage d'aliments appropriés aux circonstances, d'exécuter des mouvements suffisants, enfin d'être doué d'une certaine énergie morale et d'une bonne constitution. La température du corps peut descendre assez loin au-dessous de la normale, sans que la mort s'ensuive fatalement. Currie admet que le terme de 25 degrés est déjà menaçant pour la santé, et qu'au-dessous de 25 degrés, la mort serait inévitable si l'on n'était promptement soustrait à l'influence réfrigérante et réchauffé énergiquement.

Au point de vue de l'hygiène, l'air, comme le dit Arnould, « est à la fois un milieu et un ensemble de modificateurs ». Et ici il faut entendre cette définition de l'air dans le sens général du mot, et non dans un sens chimique ou physique. Il est à tous égards le premier élément de la vie; son intégrité est indispensable à nos fonctions essentielles et l'on pourrait faire reposer l'étude de l'hygiène presque tout entière sur l'énumération de l'examen des modifications qu'apportent à la vie de l'homme les variations de constitution qu'il subit. C'est surtout d'ailleurs par les substances étrangères qu'il renferme et transporte, que l'air importe à l'existence des êtres qui y respirent. Il convient donc de considérer, d'une part, les éléments normaux et, d'autre part, les éléments accidentels de l'air, ou, si nous voulons être plus exacts, de l'atmosphère. Force nous est de confondre, au point de vue de l'hygiène, celle-ci, milieu complexe, avec le composé d'oxygène et d'azote, ou air proprement dit, qui en forme l'indissoluble et principale partie.

Les éléments *normaux* que nous avons à envisager sont : ou *essentiels*, tels que l'oxygène et l'azote, ou *accessoires*, tels que la vapeur d'eau et l'acide carbonique; quant aux éléments *accidentels*, ils comprennent les gaz, tels que l'oxyde de carbone, l'ammoniaque, l'hydrogène sulfuré, les hydrogènes carbonés, etc., et des solides tels que les poussières inorganiques et organiques et les germes à proprement parler.

Les variations des propriétés physiques et chimiques de l'air, qui ont également une influence marquée sur l'équilibre des fonctions de la vie, se rapportent aussi à la météorologie et aux climats qui sont plus particulièrement étudiés dans les cours de physique et ne font pas partie des programmes de ces conférences.

On sait que l'air est un mélange d'oxygène et d'azote dans la proportion de 21 volumes du premier pour 79 du second.

La composition de l'air atmosphérique ne peut pas être considérée comme constante. Nous ajouterons que la proportion d'oxygène peut varier dans des limites assez étendues. D'après Morren, l'air recueilli à la surface des flaques d'eau, recouvertes d'une végétation abondante, peut contenir 25,67 d'oxygène pour 100. Cette énorme augmentation est évidemment due à la décomposition de l'acide carbonique par les végétaux. D'autre part, les recherches de Moyle et de Leblanc ont démontré que l'air des mines peut souvent contenir une quantité d'oxygène très inférieure à la moyenne. D'après Théodore de Saussure, l'air des montagnes contient un peu plus d'acide carbonique que celui de la plaine.

L'air contient aussi de la vapeur d'eau, 5 à 16 millièmes, et de l'acide carbonique, de 3 à 6 dix-millièmes. Il renferme, en outre, de l'ammoniaque, de l'acide nitrique, des nitrites et des nitrates, des poussières inorganiques, des sels, des traces d'iode, de l'ozone, enfin, des corps organiques et même des êtres organisés, qui jouent un très grand rôle au point de vue de l'hygiène.

L'une des premières questions qui s'imposent à l'attention de l'hygiéniste, est celle de la quantité d'air nécessaire pour l'entretien de la vie chez un adulte en bonne santé. On admet généralement qu'un homme adulte absorbe par heure de 19 à 25 litres d'oxygène et qu'il exhale de 15 à 20 litres d'acide carbonique. Il fait pénétrer dans ses poumons 10 000 litres d'air par jour, soit, par conséquent, 417 litres d'air par heure. Il faut donc qu'une chambre dans laquelle l'air n'est point renouvelé pendant la nuit, c'est-à-dire environ huit heures, ait un cubage d'au moins 30 mètres par tête.

Il n'est pas impossible de vivre dans des conditions inférieures; mais il y a toujours là un danger pour la santé, car il est démontré que l'acide carbonique, à la dose d'un 7 millième, produit déjà des effets toxiques appréciables. Au reste la ventilation, l'aération et les autres moyens de renouveler l'air atténuent dans une certaine mesure les inconvénients des appartements trop étroits.

La moyenne ordinaire de proportion de *l'oxygène* dans l'air est de 20,96; c'est celle que Regnault a trouvée à Paris sur cent analyses. Angus Smith déclare que l'air commence à être mauvais quand il n'a que 20,6 d'oxygène. D'après ses recherches, on trouve ;

| | OXYGÈNE POUR 100 VOL. |
|---|---|
| Écosse, côté N.-E. et lande nue | 20,999 |
| Manchester, banlieue, jour humide | 20,98 |
| — zone périphérique de la ville | 20,94 |
| — dans la ville (brouillard) | 20,91 |
| Écosse : sommet des collines | 20,98 |
| — au pied des collines | 20,94 |
| — région non montagneuse | 20,978 |
| — porte inférieur d'une ville (vent) | 20,955 |
| — région déprimée, marécageuse | 20,922 |
| — forêts | 20,97 |
| Londres, à l'extérieur (en été) | 20,95 |
| Salon bien fermé | 20,89 |
| Théâtre : galerie | 20,86 |
| — parterre | 20,74 |
| Chambre et cabinets de maison | 20,70 |
| Mines : au fond d'un puits | 20,42 |
| — là où les bougies s'éteignent | 18,55 |
| Degré auquel la région devient difficile | 17,20 |
| Devant la porte d'une maison à Manchester | 20,96 |
| Dans un salon non absolument clos | 20,89 |
| Dans une chambre étroite | 20,84 |
| Londres : au milieu de Hyde-Park | 21,005 |
| Parcs et places découverts | 20,95 |
| A l'angle ouest de la Cité, avec quelques parcs | 20,925 |
| A l'est | 20,86 |
| Au sud et au sud-ouest | 20,885 |
| Au nord et au nord-est | 20,557 |
| Metropolitan Railway | 20,70 |
| Glasgow, parties découvertes | 20,929 |
| — endroits clos | 20,889 |

Dans les mines, la raréfaction pure et simple de l'oxygène peut être telle que le milieu respirable devienne dangereux. D'après les recherches de Félix Leblanc, 1° dans un endroit où il n'y a plus que 16,7 pour 100 d'oxygène, la respiration est peu gênée, mais l'air est trouvé trop faible par les mineurs; 2° avec 15,5 d'oxygène on peut respirer d'une manière continue et sans trop de difficultés; 3° avec 9,8 d'oxygène, l'air est asphyxiant et au bout de une à deux minutes on se sent pris de défaillance.

On a vu plus haut que la diminution de la pression atmosphérique amène une raréfaction absolue de l'oxygène qui produit des effets analogues, ainsi que l'ont démontré les belles expériences de Paul Bert.

Il est assez difficile de définir exactement quelle est l'influence hygiénique de l'*ozone*, cet état allotropique de l'oxygène; il forme surtout un oxydant énergique, accélérant sans doute la combustion des matières organiques, détruisant peut-être même les germes qui accompagnent la putréfaction plus ou moins lente de ces matières; on a noté sa diminution dans les villes envahies par le choléra.

Véhicule et températeur de l'oxygène (Arnould), l'*azote* adapte à notre organisme la pression atmosphérique au milieu de laquelle nous vivons; c'est aussi à l'azote de l'air que les animaux surtout, et les végétaux en partie, puisent l'azote indispensable à leur structure.

L'*acide carbonique* est l'un des réactifs de la souillure de l'air, le seul que l'on connaissait avant de pouvoir procéder à la numération et à l'examen direct des poussières et germes atmosphériques; son augmentation est toujours l'indice d'oxygène disparu.

Les constatations faites montrent que les variations extrêmes de l'acide carbonique dans les divers points du globe oscillent entre 25,5 et 31,20, ainsi que le montre le tableau ci-après:

| AUTEURS | LOCALITÉS | PROPORTION DE $CO^2$ POUR 10000 D'AIR. |
|---|---|---|
| A. Smith. | Écosse, campagne et hauteurs | 3,36 |
| — | Perth et environs | 4,136 |
| — | Glasgow, lieux découverts, hiver | 4,61 |
| — | — lieux fermés | 5,39 |
| — | — Sterling-square | 5 38 |
| — | — Hospital Kerendy St. | 5,50 |
| — | — Western Infirmay | 5,34 |
| — | Manchester, minimum de la banlieue | 2,91 |
| — | — au point où commence la campagne | 3,63 |
| — | — les rues en temps ordinaire | 4,03 |
| — | — moyenne des observations en ville | 4,42 |
| — | — par le brouillard | 6,79 |
| — | Londres, lieux découverts | 3.01 |
| — | — rues | 3,41 |
| — | — sur le fleuve | 3,43 |
| — | — moyenne dans la Cité, novembre | 4,394 |
| Pettenkofer. | Munich | 5 |
| Lange et Wolffhügel. | Munich | 3,7 |
| De Luna. | Madrid, hors des murs, en mars | 4,5 |
| — | à l'intérieur, avril | 5,2. |
| Storer. | Boston, Public Garden, mai | 3,006 |
| Müntz et Aubin. | Pic du Midi | 2,86 |
| Miquel. | Montsouris (maximum) | 3,6 |
| — | — moyenne de 2500 analyses | 2,97 |

Les variations de l'acide carbonique sont, on le voit, très nombreuses; ce qui importe, ce sont des quantités de ce gaz qui paraissent rendre l'air inspirable.

Arnould publie le tableau suivant sur les proportions d'acide carbonique dans l'air confiné :

| AUTEURS | LIEUX | $CO^2$ POUR 10000 D'AIR |
|---|---|---|
| Smith. | Tunnel du Metropolitan Railway, Londres | 14,25 |
| — | Palais de la chancellerie (Londres) | 19,75 |
| — | Strand-Theatre (galerie) | 10,1 |
| — | — (à un certain moment de la soirée) | 21,8 |
| — | Théâtre de la Cité (parterre) | 25,2 |
| — | Standard-Theatre (parterre) | 32 |
| E. Thomson. | École publique à Philadelphie | 13,15 |
| Storer et Pearson. | École publique à Boston | 14,5 |
| Kedzie. | École publique, de Michigan | 24 |
| O. Krause. | Annaberg, cinq écoles | 39.9 |
| Pettenkofer. | Écoles après deux heures de classe | 62 |
| Œrtel. | Wilhelm's Gymnasium (mai) | 55,8 |
| — | Le même (juin) | 22,9 |
| Baring. | Écoles populaires (la plupart) | 90 |

| AUTEURS | LIEUX | $CO^2$ POUR 10 000 D'AIR |
|---|---|---|
| Nichols. | École du dimanche (après une heure de classe). | 2[illegible],51 |
| — | Voitures publiques (à vapeur ou non)..... | 25 |
| Wilson. | Prison de convicts à Portsmouth....... | 7,20 |
| Smith. | Mines d'Angleterre (moyenne de 339 analyses). | 78,5 |
| De Chaumont. | Baraques d'Aldershot (intérieur)........ | 9,76 |
| — | Baraques d'Anglesey............. | 14,05 |
| — | Casemates du fort Elson.......... | 12,09 |
| — | Hopital militaire de Portsmouth....... | 9,66 |
| — | Portsmouth, civil infirmary.......... | 9,28 |
| — | Herbert hospital............... | 4,72 |
| — | Prison militaire d'Aldershot (cellules).... | 18,51 |
| — | Pentaville prison (cellules), Jebbr's system.. | 9,89 |
| A. Braud. | Brasserie à Paris (11 h. soir)......... | 25,8 |
| — | Salle de bal (après 4 h. 30).......... | 29 |
| — | Amphithéâtre de cours (à la fin du cours).. | 80,6 |
| — | Petite chambre à coucher (8 h. 30 de séjour). | 46,2 |
| Roscol. | Londres, pièces habitées.......... | 12 à 33,0 |

L'air des appartements est considéré comme pur lorsqu'il ne renferme pas plus de 2 pour 10 000 d'acide carbonique, comme inoffensif à 7 pour 10 000 et impur, insalubre, lorsqu'il renferme 10 et au-dessus pour 10 000 d'acide carbonique.

Le tableau ci-dessus montre que cette proportion est souvent dépassée dans tous les milieux confinés. Toutefois à 25 pour 100 d'acide carbonique, l'air ne peut plus entretenir de combustion; de 13,5 à 17, il est mortel pour les reptiles; de 24 à 28 il l'est pour les moineaux et le devient à 30 pour les mammifères.

En dehors de ces limites, il est de nombreux cas de tolérance, de même qu'on a constaté de nombreux cas où des proportions moindres ont déterminé des accidents graves et quelquefois mortels. Cela tient à ce fait que si les expériences antérieures ont montré l'action anesthésique de l'acide carbonique, les recherches de Paul Bert ont établi que c'est un poison universel, qui tue animaux et végétaux, de grande taille ou microscopiques, qui tue les éléments anatomiques isolés ou groupés en tissus. Et tout cela n'a rien d'étonnant, puisqu'il est le produit d'excrétion universelle de toutes les cellules vivantes; sa présence empêche cette excrétion et arrête par conséquent, en y opposant un obstacle terminal, toute la série des transformations chimiques de la vie, qui commencent par l'absorption d'oxygène et finissent par le rejet de l'acide carbonique.

Remarquons que lorsque l'acide carbonique s'élève dans une atmosphère à 2 ou 3 pour 100, c'est d'ordinaire l'oxygène qui diminue d'autant et qui s'abaisse de 21 à 18 ou aux environs; d'où les accidents asphyxiques qui commencent à se faire sentir Ce qu'il est surtout curieux de constater, ce sont les effets de l'inhalation d'acide carbonique à petites doses fréquemment répétées; c'est aux dangers qui en résultent, à l'insuffisance de l'hématose qui en est la conséquence, ainsi qu'aux perturbations apportées dans les nutritions et dans l'état du poumon alimenté depuis longtemps par un air incomplet et anormal, qu'il faut attribuer la faiblesse croissante, la pâleur, l'anémie qu'on remarque chez tous ceux qui séjournent longtemps dans un air confiné.

## AIR CONFINÉ.

Lorsqu'un certain nombre d'individus respirent dans une atmosphère qui ne se renouvelle pas, ou se renouvelle mal, en vertu des échanges incessants qui s'opèrent entre le sang et cette atmosphère, la proportion relative des éléments constitutifs de l'air se modifie. Ces changements qui se produisent dans la composition de l'air, par suite de la respiration dans une *atmosphère confinée*, sont multiples. Il y a d'abord diminution d'oxygène; la proportion normale, de 21 pour 100, peut tomber à 18 ou 19 et même au-dessous. Ensuite, et c'est là la plus importante des modifications qui se produisent, il y a présence en excès d'acide carbonique. D'après Andral et Gavarret, l'exhalation pulmonaire fournit, par heure, 9 litres d'acide carbonique chez l'enfant de huit ans, 12 litres chez la femme adulte, et 20 litres chez l'homme. En même temps, il est démontré que la peau exhale une quantité mal déterminée de ce gaz.

On comprend donc que la respiration empoisonne rapidement l'atmosphère, et fait augmenter le chiffre d'acide carbonique dans une proportion fort considérable.

Mais l'acide carbonique n'est pas le seul élément que dégage la respiration, ainsi que la transpiration cutanée. Un adulte bien portant fournit par ces deux émonctoires, dans les vingt-quatre heures, une quantité d'eau qu'on peut évaluer de 750 à 1 200 grammes. En même temps, une dose plus ou moins considérable de matières organiques s'échappe dans l'air. Elles se composent principalement de débris épidermiques et de graisse, ainsi que d'une substance particulière qui s'échappe des poumons et de la bouche.

L'odeur pénétrante et fétide de cette substance est ce qui constitue surtout l'*odeur de renfermé;* elle devient perceptible lorsque la proportion d'acide carbonique s'élève à 0,7 pour 1000, et devient très forte lorsque cette proportion s'élève à 1 millième.

Telles sont les altérations que produit dans l'atmosphère l'accumulation d'un certain nombre d'individus dans un espace confiné, ou d'un seul individu dans un espace trop étroit.

Les conséquences du séjour dans l'air confiné sont variables. Il faut ici distinguer deux cas : 1° l'air peut être subitement vicié, par suite de l'accumulation fortuite d'un grand nombre d'individus dans un séjour trop étroit; les accidents sont alors immédiats; 2° au contraire, l'air confiné peut agir lentement sur l'organisme, le détériorer, le prédisposer aux affections chroniques, chez les individus qui, vivant dans de mauvaises conditions hygiéniques, respirent habituellement un air impur.

Dans le premier cas, voici ce qu'on observe : l'expérimentation a appris que lorsqu'on place un animal sous une cloche où le renouvellement de l'oxygène est impossible, tant que la proportion d'oxygène de l'air confiné ne tombe pas au-dessous de 15 pour 100, la respiration reste normale; à 7,5 pour 100 les respirations sont très fréquentes, à 4,5 pour 100 la respiration est très difficile, et à 3 pour 100 l'asphyxie est imminente.

En outre, Claude Bernard a montré que, quand la viciation de l'air est graduelle, l'organisme acquiert une certaine tolérance et peut continuer à fonctionner dans un milieu qui tuerait immédiatement un autre organisme subitement introduit. En faisant pénétrer sous une cloche, où respire depuis deux ou trois heures un oiseau, un second oiseau, ce dernier est pris subitement de convulsions et tombe foudroyé, tandis que le premier continue à vivre. Les résultats de l'expérimentation contribuent à éclairer les faits observés chez l'homme.

On admet généralement deux degrés dans les accidents produits par l'air confiné : à un premier degré, on observe simplement du malaise, de la céphalalgie, des vertiges; la respiration est gênée; il y a des nausées, parfois des syncopes. Ce sont là les signes d'une asphyxie commençante. A un degré plus avancé, on observe des sueurs abondantes, une soif vive, des douleurs thoraciques, de la dyspnée, parfois du délire et bientôt la mort. C'est ce qu'on observa dans plusieurs faits connus d'asphyxie.

Aux Indes, 146 prisonniers anglais, renfermés dans un lieu clos de 20 pieds carrés, succombèrent pour la plupart, après avoir présenté une soif vive, de la suffocation, un besoin d'air si pressant qu'ils se battirent pour s'approcher des soupiraux. Au bout de huit jours, 23 seulement restaient vivants. Rappelons encore qu'après la bataille d'Austerlitz, 300 prisonniers autrichiens ayant été enfermés dans une cave, 260 succombèrent d'asphyxie en peu de temps. Enfin dans le fait fameux des assises d'Oxford, juges, spectateurs, accusés, furent frappés d'asphyxie mortelle.

Chez les individus qui vivent habituellement dans une atmosphère insuffisante, on observe des accidents d'un autre ordre que ceux que nous venons de signaler, et qui, pour n'être pas foudroyants, n'en sont pas moins redoutables. La santé de l'homme, comme celle des animaux, s'altère promptement dans un milieu insuffisamment aéré, et des faits nombreux nous en fournissent la preuve.

On ne sera donc pas étonné de voir la phtisie pulmonaire exercer ses ravages, surtout chez les individus qui habitent des locaux trop étroits, chez les soldats casernés dans des baraquements insuffisants, chez des ouvriers qui travaillent dans de petits ateliers, chez les classes pauvres, enfin, dont les habitations n'offrent qu'un espace très insuffisant.

## VENTILATION DES LIEUX HABITÉS.

Quand un certain nombre d'individus se trouvent réunis dans un local clos, les produits de leur respiration, tant pulmonaire que cutanée, ne tardent pas à vicier l'atmosphère ambiante et à la rendre irrespirable. La *ventilation* a pour but de s'opposer à cette viciation en assurant, d'une part l'évacuation des produits de l'expiration, et, d'autre part, l'accès d'une quantité suffisante d'un air neuf.

On n'a pas encore de renseignements bien certains sur la quantité d'air pur qu'il convient de fournir à chaque individu pour maintenir l'atmosphère d'une salle dans de bonnes conditions. En effet, la respiration ne produit pas seulement de la vapeur d'eau et de l'acide carbonique; elle donne également naissance à des produits de décomposition de la substance même des individus, et il semble probable que ce sont surtout ces produits qui sont nuisibles ou tout au moins gênants. Nous ne chercherons donc pas à fixer un chiffre, en nous basant sur la quantité limite d'acide carbonique que doit contenir l'air pour rester respirable, d'autant plus que cette quantité limite est purement conventionnelle.

On détermine quelquefois le volume d'air nécessaire par individu en exprimant que toute la vapeur d'eau produite par la respiration doit être dissoute dans l'air neuf introduit. Ce procédé n'est pas plus satisfaisant. Ce que l'on peut dire, c'est que l'expérience a montré que, à moins de circonstances toutes spéciales, il faut relativement peu d'air pour que la respiration s'effectue dans de très bonnes conditions. 20 mètres cubes par individu et par heure sont généralement bien suffisants. Ce qui, du reste, importe surtout c'est la façon dont cet air est utilisé. Pendant bien longtemps on a effectué la ventilation absolument au rebours de ce qu'indique le simple bon sens; aujourd'hui les spécialistes compétents sont tous d'accord sur la façon dont on doit opérer la ventilation.

Quand on respire, on rejette des gaz viciés chauds, dont la densité *moyenne* est notablement inférieure à celle de l'air ambiant ; ces gaz tendent par suite à gagner les régions supérieures des locaux ; c'est donc là qu'il faut les prendre pour les évacuer.

Si, d'autre part, on fait évacuer les gaz viciés par des orifices pratiqués à la partie inférieure des locaux, on ramène au contact des occupants l'air qu'ils ont déjà respiré ; on mélange ainsi les gaz viciés avec l'air neuf et on conçoit alors qu'une ventilation même très abondante soit encore trop faible pour maintenir dans un état de pureté satisfaisante l'atmosphère d'une salle.

Il faut, au contraire, introduire l'air neuf le plus près possible des occupants, à une température au plus égale à celle de la salle, de manière qu'il ne tende pas à monter, mais se diffuse dans la région inférieure, où il pourra être utilement respiré. Des orifices d'évacuation doivent être ménagés à la partie supérieure des locaux. On devra toujours se préoccuper de tout disposer pour que la vitesse d'entrée de l'air soit aussi réduite que possible, de manière à éviter tout courant gênant ; cette dernière condition est généralement facile à remplir.

Sans vouloir parler ici du chauffage des habitations, nous ferons remarquer que les procédés dits à l'air chaud se prêtent excessivement mal à l'établissement d'une bonne ventilation, parce que l'on est généralement conduit à employer de *l'air très chaud* et qu'il serait alors impossible de ménager à la partie supérieure des locaux des orifices d'évacuation. C'est du reste à l'emploi de l'air chaud comme moyen de chauffage que l'on doit les errements trop longtemps suivis en matière de ventilation.

La ventilation peut être obtenue soit au moyen de propulseurs mécaniquement actionnés (ventilateurs hélicoïdaux ou à force centrifuge), soit, plus simplement, en utilisant les différences de densité de colonnes d'air portées à des températures différentes (cheminées d'appel).

Dans certains cas on fait usage de jets de vapeur ou d'air comprimé.

Les appareils mécaniques sont d'une efficacité certaine, et les dépenses qu'entraîne leur fonctionnement sont de beaucoup plus réduites que celles qui résultent de l'emploi des moyens naturels. Leur choix est tout désigné pour les grandes installations ; les moyens naturels sont beaucoup moins sûrs et, *pour donner des résultats réels*, occasionnent de très grands frais pour leur fonctionnement. Ils sont cependant presque toujours suffisants pour les installations de peu d'importance et chaque fois que l'air destiné à la ventilation peut se mouvoir très facilement au travers de larges conduits.

Les jets de vapeur ou d'air comprimé ne sont presque plus en usage, car leur emploi est aussi très coûteux.

En particulier, pour la ventilation des classes, des lycées, des écoles, on doit toujours s'efforcer d'appliquer les mêmes principes : introduction d'air neuf le plus près possible des individus; évacuation des produits viciés au moyen d'orifices placés à la partie supérieure des salles.

Il n'y a pas lieu de recourir ici à l'intervention de moyens mécaniques ; la seule différence de densité de l'air frais extérieur et de l'air chaud des salles permet de créer un courant suffisant pour assurer une bonne ventilation ; l'air neuf est pris au dehors, à travers des orifices de dimensions convenables ménagés dans les allèges des fenêtres. Il passe au contact d'une surface chauffante (généralement constituée par un tuyau parcouru par de l'eau chaude ou de la vapeur), juste suffisante pour porter l'air à la température de 16 à 18 degrés, et se répand dans la salle. Comme sa température est égale à celle de la pièce, cet air ne tend pas à monter, mais s'étale au contraire dans la région inférieure, c'est-à-dire dans la partie occupée par les habitants.

Quand cet air a été respiré, il sort des poumons à une température supérieure à celle de la salle, dont il gagne, par conséquent, les régions élevées ; de là il est évacué au dehors au travers de gaines pratiquées dans l'épaisseur des murs et débouchant dans un grenier présentant lui-même, soit une cheminée d'évacuation, soit des chattières en nombre suffisant. D'ailleurs, la majeure partie des toits est assez peu étanche pour qu'on puisse, à la rigueur, s'abstenir d'y pratiquer des orifices d'évacuation. Les joints des tuiles ou des ardoises suffisent amplement.

Depuis ces dernières années, à l'instigation de M. E. Trélat, on emploie dans les classes des lycées et des écoles des vitres dites *perforées*, percées d'un grand nombre de petits orifices troncconiques permettant d'introduire l'air dans les salles sans courant appréciable. Toutefois, quand le vent souffle violemment, il est bon de pouvoir supprimer l'introduction d'air par les vitres perforées, car, à ce moment, elle devient quelquefois gênante; il suffit pour cela de disposer au-devant des vitres perforées un chassis mobile portant un carreau en verre plein. Il convient aussi

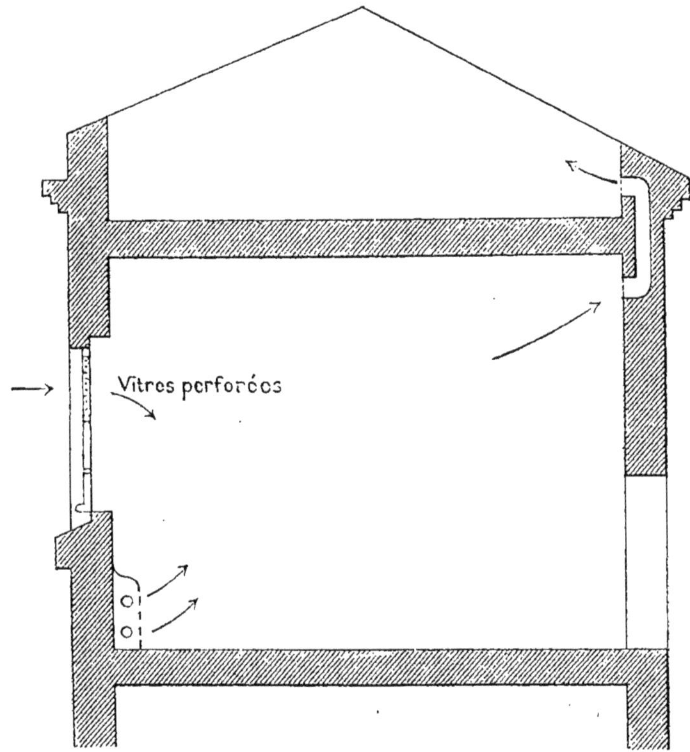


Fig. 6. — Ventilation et chauffage des locaux scolaires.

de toujours placer les vitres perforées au-dessus même des batteries chauffantes, de manière à éviter que l'air ne tombe directement le long des fenêtres et ne crée un courant gênant. Avec ces précautions l'emploi des vitres perforées peut rendre de très grands services (fig. 6).

Ce que nous venons de dire pour la ventilation des salles de lycées et d'écoles pourrait fort bien s'appliquer pour les locaux privés. Le grand obstacle à la ventilation provient du mode de chauffage adopté dans les habitations privées ; si on se reporte à ce que nous venons d'exposer, on voit qu'il est impossible de faire une bonne ventilation du moment où on a recours au chauffage à l'air chaud, au moins tel qu'il est actuellement installé dans presque toutes les maisons.

Mais le jour, prochain sans doute, où le chauffage à la vapeur ou à l'eau chaude sera seul employé dans les habitations privées, rien ne s'opposera à pratiquer dans les allèges des fenêtres des prises d'air neuf, et à ménager, à la partie supérieure des locaux, des bouches d'évacuation s'ouvrant dans des gaines montantes ménagées dans l'épaisseur des murs. Tant que le chauffage à l'air chaud subsistera, la ventilation des habitations privées risque fort de rester très défectueuse.

La *pluie*, la *rosée* ont une influence marquée sur les quantités des germes et poussières atmosphériques. La *vapeur d'eau*, qui vient du sol et des eaux telluriques ou superficielles, en a une non moins marquée.

L'*air* est habituellement sec, en effet, sur les terrains calcaires sans sources ni rivières, sur les lieux élevés, tandis que dans les pays arrosés par de nombreux cours d'eau, dans ceux qui reçoivent des pluies abondantes et fréquentes, dans ceux enfin où la nappe d'eau souterraine éprouve des oscillations fréquentes, à une profondeur plus ou moins grande de la surface, l'humidité de l'air est un facteur important de la salubrité. Dans ce dernier cas, les décompositions organiques à la surface et dans les couches les plus profondes du sol sont facilitées, surtout à l'aide de l'élévation de la température ; de là, des maladies telles que la malaria, la fièvre typhoïde et même tout l'ensemble des affections que peut produire la décomposition dans l'air de molécules organiques, décomposition assurée par l'humidité atmosphérique.

L'exposition à l'humidité du sol est, en somme, l'une des principales causes des maladies, soit qu'elle favorise la production de germes morbides, soit qu'elle permette leur transport, soit qu'elle déprime l'organisme ; que cette humidité soit froide ou chaude, elle exagère dans les deux cas les inconvénients de la température basse ou élevée.

### IMPURETÉS DE L'AIR.

L'atmosphère peut, en outre; être viciée : 1° par des matières suspendues, par des poussières minérales, végétales ou animales; 2° par des gaz; 3° enfin par des germes et des miasmes dont la nature est généralement ignorée et dont on ne connaît que les effets et certaines des conditions de diffusion.

C'est un fait d'observation vulgaire que l'air renferme des myriades de grains de poussières. Un rayon lumineux est invisible dans le vide absolu; il en est de même dans un gaz pur. Le rayon lumineux devient visible dans l'atmosphère au contact des poussières organiques et inorganiques de l'air.

Ces poussières sont presque entièrement combustibles. Leur nature et leur quantité varient, suivant qu'on analyse l'air extérieur ou celui de l'intérieur des appartements, des chambres de malade, des salles d'hôpital.

L'air normal renferme de 6 à 8 milligrammes de poussières par mètre cube; M. G. Tissandier a trouvé que 15 kilogrammes environ de poussières flottent dans une épaisseur de 5 mètres de l'air qui couvre le Champ de Mars (500 000 mètres carrés). Les poussières de l'air sont minérales ou d'origine organique (figure 7 à 17).

Les poussières organiques sont inanimées ou vivantes, animales ou végétales :

1° *Poussières minérales.* — Celles-ci, qui sont les plus abondantes, comprennent d'ordinaire du charbon, des fragments de silex à cassure conchoïde, des sels terreux, alcalino-terreux et alcalins, en forme de cristaux géographiques parfaits ou à l'état amorphe ou semi-cristallisés. M. G. Tissandier y a signalé des globules de fer météoriques, attirés par l'aimant. M. Miquel a remarqué, avec ces globules, surtout pendant les vents violents, une foule de granules noirs et rougeâtres, d'une sphéricité irréprochable et d'un diamètre variant de $\frac{1}{1000}$ à $\frac{25}{1000}$ de millimètre; ces sphérules, inattaquables par les acides concentrés, paraissent appartenir à une classe de corps volatiles ré-

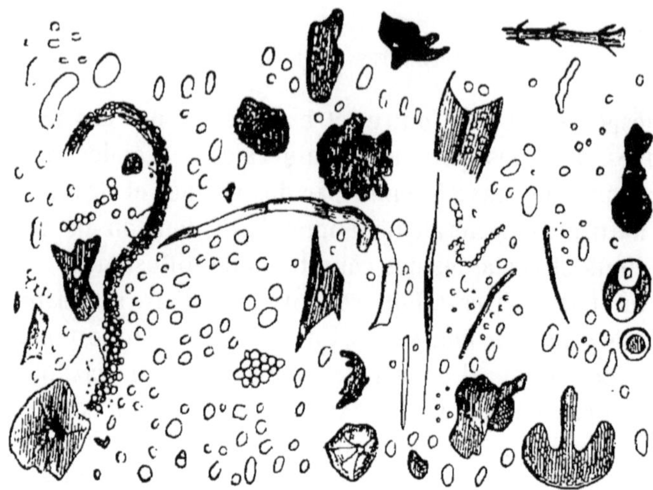

Fig. 7. — Poussières contenues dans la neige ramassée au massif du Mont-Blanc, le 24 février 1878 (Yung).

sinoïdes, que la fumée des usines entraine au loin avec elle.

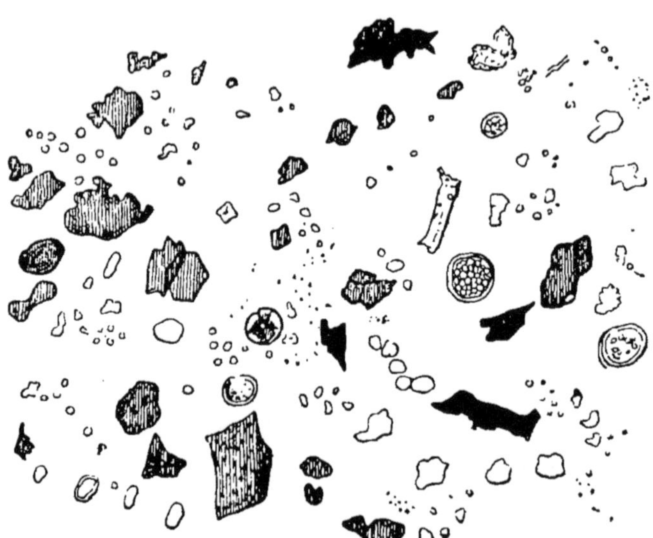

Fig. 8. — Poussières recueillies dans l'air, le 18 mars 1878 (Yung).

2° *Poussières organiques.* — Les dépouilles de nature végétale et animale se rencontrent très fréquemment dans les atmosphères libres et confinées; tantôt, la matière organique apparaît sous forme de plaques, de lamelles, de masses informes, de granulations agglutinées par un ciment incolore, jaunâtre ou brun, de fibres déchiquetées, sur la nature desquelles on ne saurait se prononcer d'une manière absolue; tantôt, au contraire, l'œil reconnaît très bien des couches épidermiques, des fragments de vaisseaux, des

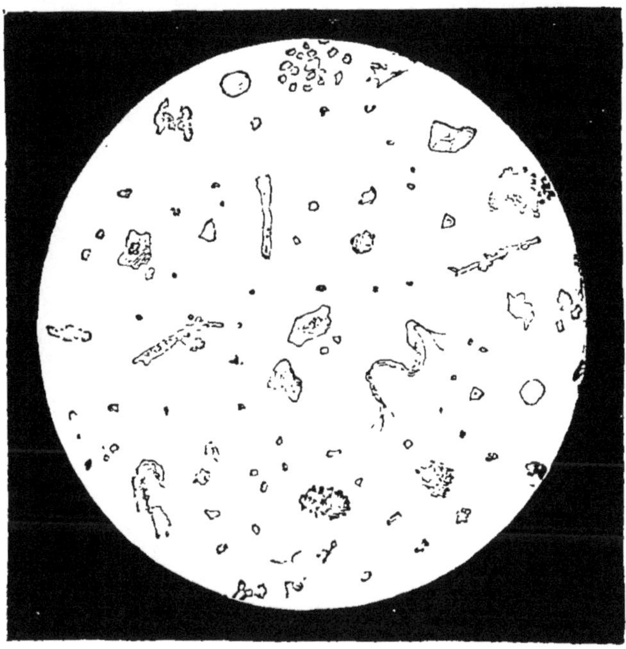

Fig. 9. — Goutte d'eau de neige vue au microscope, 500/1 (G. Tissandier).

trachées déroulées, des tubes myçéliens septés ou non septés, des poils simples ou rameux enlevés par le vent aux tiges et aux feuilles des plantes.

Dans l'intérieur des habitations et des hôpitaux, viennent s'y joindre ou plutôt s'y substituer des fibres déjà utilisées par l'industrie, des cellules épithéliales cornées; l'amidon, fréquemment observé en pleine campagne, se montre surtout en abondance dans l'air des villes et l'air confiné des maisons. Il est infiniment plus rare d'y constater la présence des œufs et des cadavres des animalcules appelés infusoires.

Les meubles qui remplissent un appartement, les papiers qui en tapissent les murs, peuvent aussi fournir certains éléments à l'atmosphère. Nous devons signaler l'influence nuisible des papiers colorés par le vert de Scheele ou de Schweinfurt (arsé-

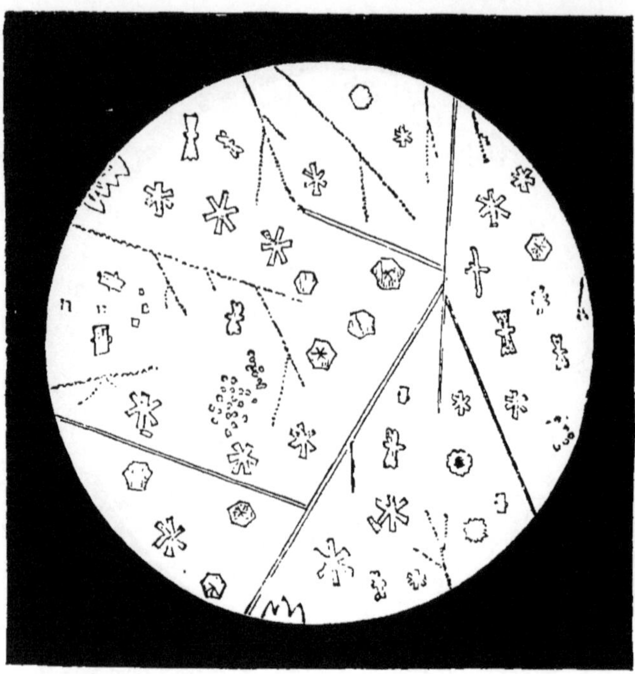

Fig. 10. — Cristallisation obtenue par l'évaporation d'une goutte d'eau de neige, 500/1 (G. Tissandier).

nites de cuivre). Pleck a démontré que l'acide arsénieux contenu dans ces couleurs, lorsqu'il est en contact avec des matières organiques humides, donne de l'hydrogène arsénié, qui, pour certains auteurs, est l'agent toxique auquel il faut attribuer la plupart des accidents que produisent les papiers verts.

Dans les ateliers, on trouve des fragments de diverses substances qui se rapportent à l'industrie qu'on y exerce. Sigerson a démontré que dans l'air d'une imprimerie il existait de l'antimoine en quantité appréciable. Le même observateur a trouvé, dans un amphithéâtre de dissection, des fibres musculaires et nerveuses, des cellules de diverses espèces, et des débris de tissu provenant des cadavres, ce qui explique les cas d'empoisonnement qui se produisent si souvent chez les anatomistes (en dehors de toute piqûre).

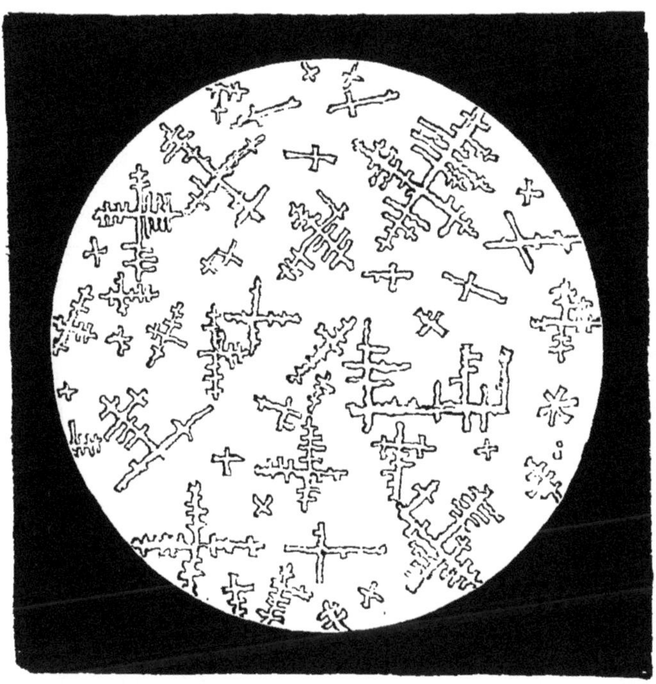

Fig. 11. — Autre exemple de cristallisation obtenue par l'évaporation d'une goutte d'eau de neige, 500/1 (G. Tissandier).

Les chambres de malades, les hôpitaux, les casernes, enfin les étables d'animaux atteints d'affections contagieuses, renferment des produits qu'on peut à bon droit considérer comme spécifiques.

Il n'est pas sans intérêt de remarquer que les impuretés organiques qu'on trouve dans la chambre d'un malade ne sont pas également répandues dans l'air, et qu'elles séjournent sur tout au voisinage du foyer morbide ; c'est ce que démontrent des analyses d'air pris dans diverses parties de la même chambre. Il en résulte : 1° que le danger de contagion est plus grand lorsqu'on approche du malade, et surtout lorsqu'on partage son lit, que lorsqu'on habite seulement la même chambre; 2° qu'il est difficile de chasser les émanations contagieuses par la ventilation, en raison même de cette torpeur, si l'on peut ainsi

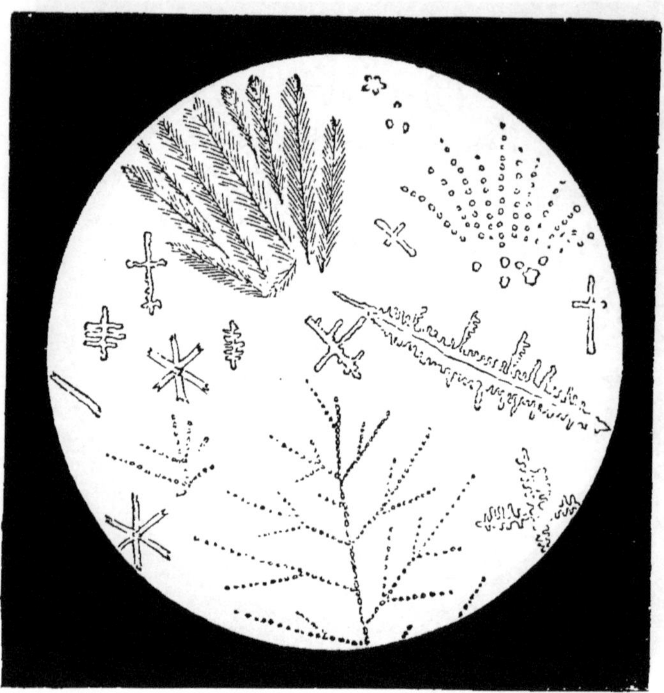

Fig. 12. — Autre exemple de cristallisation obtenue à sec par l'évaporation d'une goutte de neige, 500/1 (G. Tissandier).

parler, qui les rend peu mobiles et les fait séjourner sur place. Il en est tout autrement quand l'air est contaminé par des substances gazeuses, l'acide carbonique, par exemple. Il suffit alors d'ouvrir les fenêtres, pendant quelques instants, pour renouveler l'air et rentrer dans les conditions normales.

L'importance de l'air pur pour la conservation de la santé, qui n'est assurément contestée par personne, a été peut-être exagérée, dans certains cas, par les médecins anglais, dont les

Américains ont suivi l'exemple. Il convient d'après eux de laisser toutes grandes ouvertes, et par n'importe quel temps, les fenêtres des dortoirs, des casernes et des chambres à coucher, pendant la nuit. Ce précepte, presque universellement suivi dans les pays que nous venons d'indiquer, présente, à notre avis, de grands inconvénients. A moins de prétendre que le froid

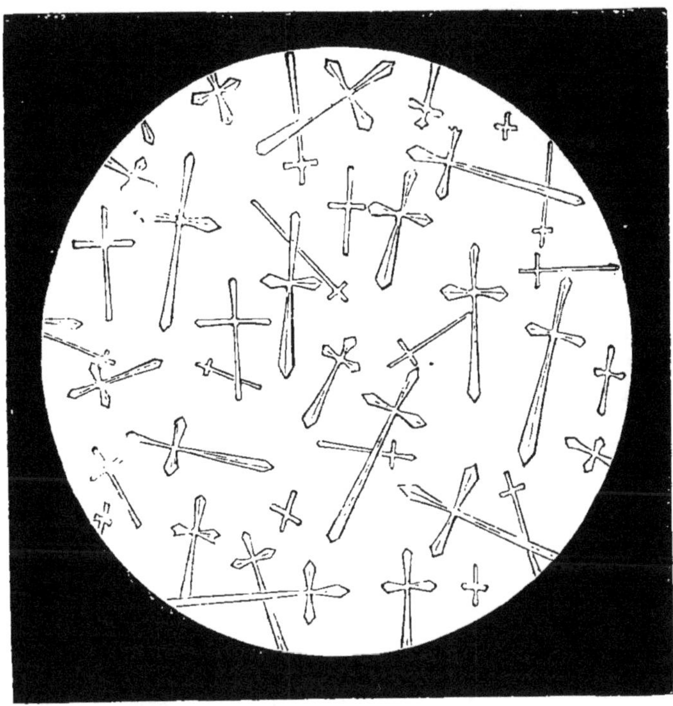

Fig. 13. — Autre exemple de cristallisation obtenue à sec par l'évaporation d'une goutte d'eau de neige, 500/1 (G. Tissandier).

n'a aucune part à la production des maladies, il est absurde de s'y exposer au moment même où la résistance vitale est moins grande. Au reste, l'instinct des animaux pourrait, à cet égard, nous servir de guide. L'oiseau pour dormir met la tête sous son aile, le lapin se blottit dans son terrier, d'autres animaux se roulent en boule. Dans toutes ces conditions, la respiration est compromise; mais qui ne sait que pendant le sommeil cette fonction perd beaucoup de son activité?

Il faut, croyons-nous, suivre une ligne moyenne entre les

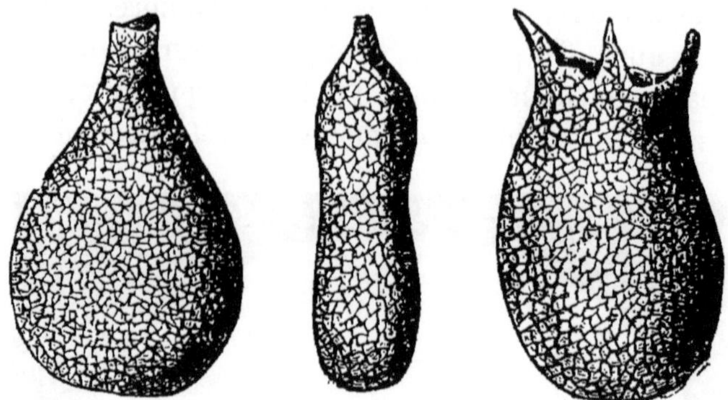

Fig. 14. — Aérolithes microscopiques très grossis (Ehremberg).

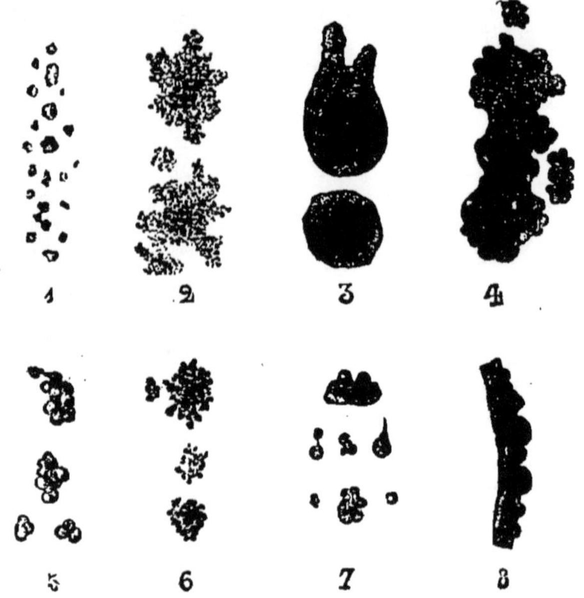


Fig. 15. — Corpuscules ferrugineux atmosphériques et fragments détachés de la surface des météorites (G. Tissandier). — 1. Fragments très noirs et amorphes. — 2. Grains très petits en amas compacts. — 3. Volume plus considérable, surface mamelonnée et rugueuse. — 4, 5. Parcelles globulaires et mamelonnées. — 6. Grains noirs très petits. — 7. Grains sphériques. — 8. Mamelons arrondis.

deux extrêmes. Les dortoirs, les chambres à coucher, ne doivent pas être habités pendant le jour. Ces pièces doivent offrir un

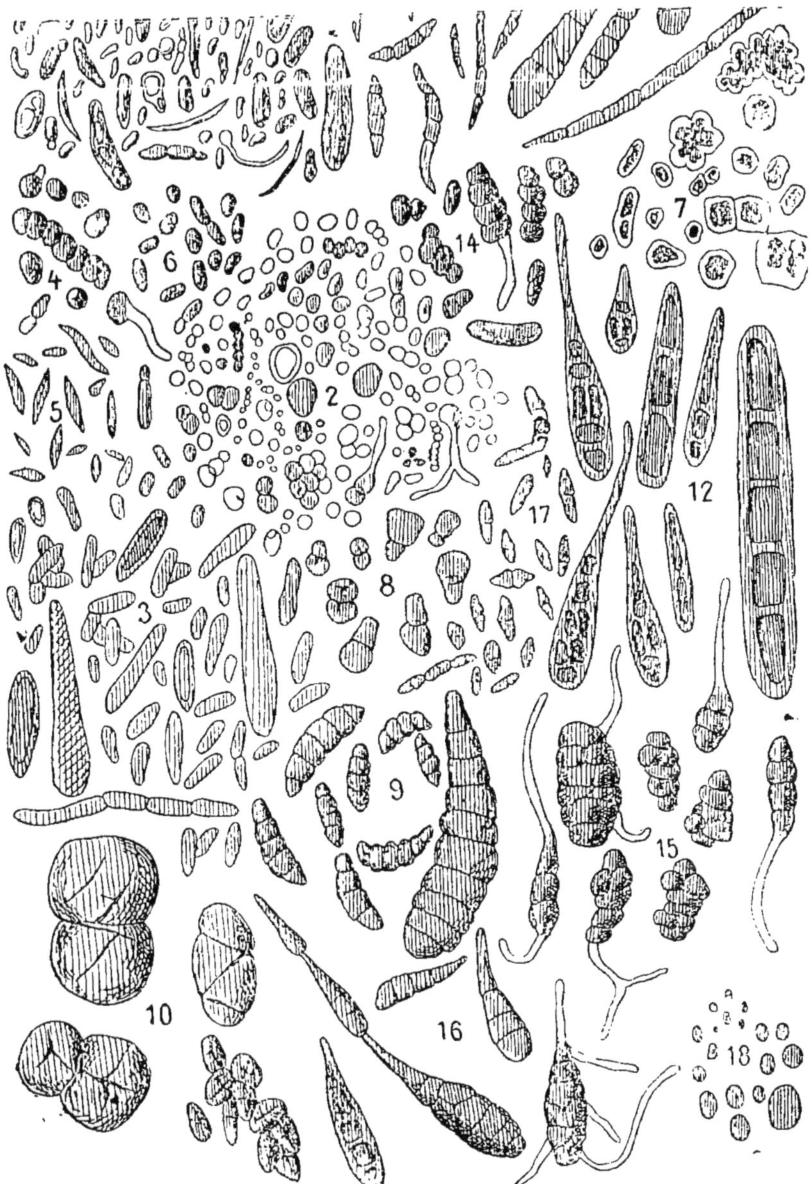


Fig. 16. — Fructifications cryptogamiques recueillies dans l'air, au cimetière de Montparnasse, à Paris (P. Miquel).

cubage en rapport avec le nombre des personnes qui doivent y passer la nuit. Enfin, pendant la journée, il faut y renouveler fréquemment l'air en ouvrant les fenêtres. Ces précautions une fois prises, on pourra les fermer sans scrupule après le coucher du soleil.

En résumé, il faut comprendre parmi les corpuscules organisés de l'atmosphère : 1° des grains d'amidon; 2° des pollens; 3° des spores de cryptogames, comprenant toute la série des moisissures et caractérisées par leur fructification aérienne; 4° des végétaux complets, le plus souvent unicellulaires; 5° des œufs d'infusoires; 6° des bactéries qui atteignent la limite de petitesse des êtres pouvant être discernés avec l'aide des microscopes les plus puissants.

Miquel a résumé dans le tableau suivant les principaux caractères des poussières atmosphériques :

| RÉCOLTÉS. | | *Spores cryptogamiques* Jeunes. | Vieilles. | Pollens. | Corpuscules minéraux. |
|---|---|---|---|---|---|
| 1° En hiv. | Temps hum. | Nombr. | Rares. | Fréq. | Rares. |
| | Temps sec. | Rares. | Fréq. | Fréq. | Abondants. |
| 2° En été. | Temps hum. | Rares. | Rares. | Nuls. | Fréquents. |
| | Temps sec. | Nulles. | Fréq. | Tr. rares. | Abondants. |
| 3° Dans l'intérieur des habitations et des hôpitaux. | | Tr. rares. | Fréq. | Tr. rares. | Exc. abond. |
| 4° Dans les égouts. . . | | Nombr. | Rares. | Nuls. | R. et homog. |

*Substances gazeuses.* — 1° A l'air libre, l'acide carbonique, l'oxyde de carbone, l'hydrogène carboné et d'autres substances analogues sont jetés dans l'air par les volcans, par les usines, par les égouts et par la respiration de l'homme et des animaux. Des substances, plus directement irritantes, sont fournies soit par les usines de produits chimiques, soit par des causes naturelles de plusieurs espèces : tels sont l'acide sulfureux, l'acide sulfurique, le sulfhydrate d'ammoniaque, le sulfure de carbone, l'acide chlorhydrique, les vapeurs nitreuses, l'ammoniaque et

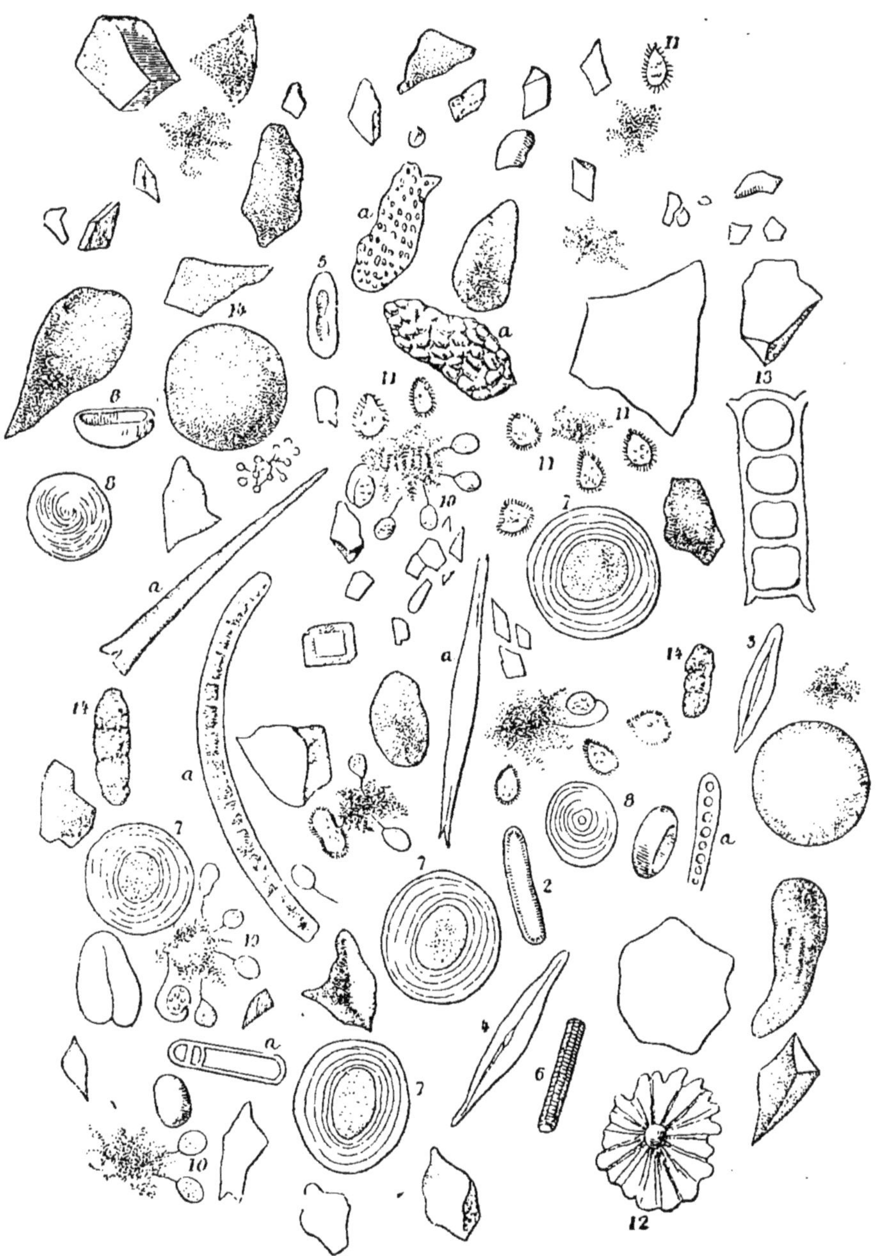


Fig. 17. — Pluies de poussières en Sicile, vues au microscope. (Grossissement 300 diamètres.) — Dessin de M. O. Silvestri.

ses divers composés, l'hydrogène phosphoré; enfin, des vapeurs organiques, plus ou moins fétides, dont la composition est extrêmement variable. Il nous suffira d'avoir signalé ces causes d'infection de l'air.

Indépendamment des causes que nous venons d'énumérer, il en est d'autres qui méritent de fixer notre attention.

*Dans le voisinage des marais*, l'air renferme toujours un excès d'acide carbonique (0,6 à 0,8 p. 1000). On y trouve aussi une grande quantité de vapeur d'eau, de l'hydrogène sulfuré, de l'hydrogène carboné, de l'hydrogène phosphoré et de l'ammoniaque.

L'air des villes est vicié par une multitude de causes diverses, qui ont pour résultat général de diminuer la quantité d'oxygène et d'augmenter la quantité d'acide carbonique. Dans les villes bien construites, ces modifications sont à peine perceptibles, mais dans celles qui laissent à désirer sous ce rapport, Madrid, Munich, Glasgow, la quantité d'acide carbonique peut s'élever à $\frac{15}{10000}$, tandis que le chiffre de l'oxygène diminue en proportion.

On trouve aussi, dans l'atmosphère des grandes villes, de l'ammoniaque et des matières organiques en quantités très variables. On comprend, dès lors, l'immense importance des vents régnants dans une localité, au point de vue de la salubrité de l'atmosphère. Partout où l'air d'une ville est battu et renouvelé, il sera plus favorable à la santé que dans les endroits où l'atmosphère est stagnante.

Dans les égouts les produits de la décomposition sont extrêmement variables, en raison même de l'immense diversité des matières qui y ont été versées.

Lorsqu'un égout est obturé, la privation d'air fait naturellement diminuer l'oxygène; lorsqu'au contraire la ventilation est bonne, la quantité d'oxygène est presque égale à celle de l'air atmosphérique.

Au reste le meilleur réactif à cet égard est la santé des ouvriers qui travaillent dans ces conduits souterrains. En thèse générale, la santé de ces hommes ne laisse pas beaucoup à désirer; la profession qu'ils exercent ne passent pas parmi eux pour être insalubre, et, à l'exception de l'ophtalmie et de quelques affections rhumatismales, ils ne paraissent pas souffrir de l'atmosphère qu'ils respirent. Il faut cependant établir en principe que certains ouvriers, dès le début, sont incapables de travailler dans les égouts, et se voient obligés de quitter le métier. Ceux qui résistent à cette période de probation, si l'on peut ainsi parler, continuent indéfiniment leur travail sans en éprouver d'inconvénient notable. Il est bien évident d'ailleurs qu'une bonne ventilation est une condition indispensable pour que le métier puisse être exercé sans danger.

Il nous reste à parler maintenant des *gaz qui sont lancés dans l'air par la combustion*. Ces émanations se répandent quelquefois dans l'atmosphère (usines, fabriques, cheminées), d'autres fois elles séjournent dans l'intérieur des appartements.

Le gaz d'éclairage, dont l'usage se répand de plus en plus, a le grand inconvénient de laisser dégager dans l'air d'un appartement les produits qui résultent de sa combustion, ce qui n'a pas lieu pour la plupart des autres substances qu'on brûle dans des cheminées ou des poêles, et dont la fumée doit s'échapper à l'extérieur, du moins en théorie. On sait que le gaz lui-même, avant d'être brûlé, est absolument irrespirable, et renferme une forte proportion de gaz toxiques, surtout de l'oxyde de carbone.

Pendant la combustion il se dégage de l'azote, de l'eau, de l'acide carbonique et de l'oxyde de carbone, avec un peu d'acide sulfureux et d'ammoniaque. Or, ces produits lancés dans l'atmosphère d'un appartement, d'un atelier ou d'un bâtiment public, ont une influence délétère sur la santé. Dans un atelier de Paris, où 400 ouvriers travaillaient à la lumière de 400 becs de gaz, la santé des hommes était déplorable. Le général Morin, en modifiant les conditions de la ventilation, diminua des deux tiers le nombre des malades.

On sait que beaucoup de personnes qui travaillent au gaz éprouvent assez promptement de la céphalalgie et de la dyspnée; ce sont là, sans aucun doute, des symptômes légers d'empoisonnement.

La conclusion de ce qui précède est qu'une bonne ventilation est indispensable pour combattre les effets nuisibles du chauffage et de l'éclairage, quelle que soit d'ailleurs la nature du combustible employé. L'air dilue et dissipe presque immédiatement les gaz qui résultent de la combustion, au point de les rendre inoffensifs. Mais il n'en est pas de même pour les produits solides qui en résultent : nous voulons parler surtout de la poussière de charbon qui est suspendue en si grande quantité dans le voisinage des grandes usines. On admet que les particules de charbon qui flottent dans l'atmosphère ne s'élèvent pas au-dessus de 200 mètres. Elles ont, au contraire, une tendance manifeste à s'accumuler dans les couches inférieures de l'atmosphère, précisément à la hauteur où nous respirons. Or, il n'est pas possible de considérer l'introduction de cette poussière charbonneuse dans les voies respiratoires comme absolument indifférente à la santé; il peut même se former chez certains ouvriers, les mouleurs en cuivre, les mineurs, etc., un véritable encombrement pulmonaire (anthracosis).

*Miasmes, virus, contages, germes vivants.* — En dehors des poussières ou des gaz que nous venons d'étudier, et dont l'existence est décelée soit par le microscope, soit par l'analyse chimique, l'air renferme encore d'autres principes : ce sont les miasmes, les vibrions, bactéries, etc., les virus, les contages, qui donnent naissance, par leur diffusion, aux maladies miasmatiques ou virulentes.

On n'a pu encore réussir à isoler qu'un petit nombre de ceux de ces organismes qui peuvent provoquer telle ou telle affection déterminée; mais leur existence n'en est pas moins nettement prouvée et la quantité qu'on en rencontre dans une atmosphère donnée parait manifestement liée à l'état de salubrité de cette atmosphère, ainsi que le montrent les recherches faites chaque jour avec tant de soin à l'observatoire de Montsouris à Paris par M. P. Miquel. Le nombre des bactéries est d'ailleurs en rapport avec l'impureté de l'air causée par le voisinage de l'homme, ainsi qu'en témoigne le tableau ci-après :

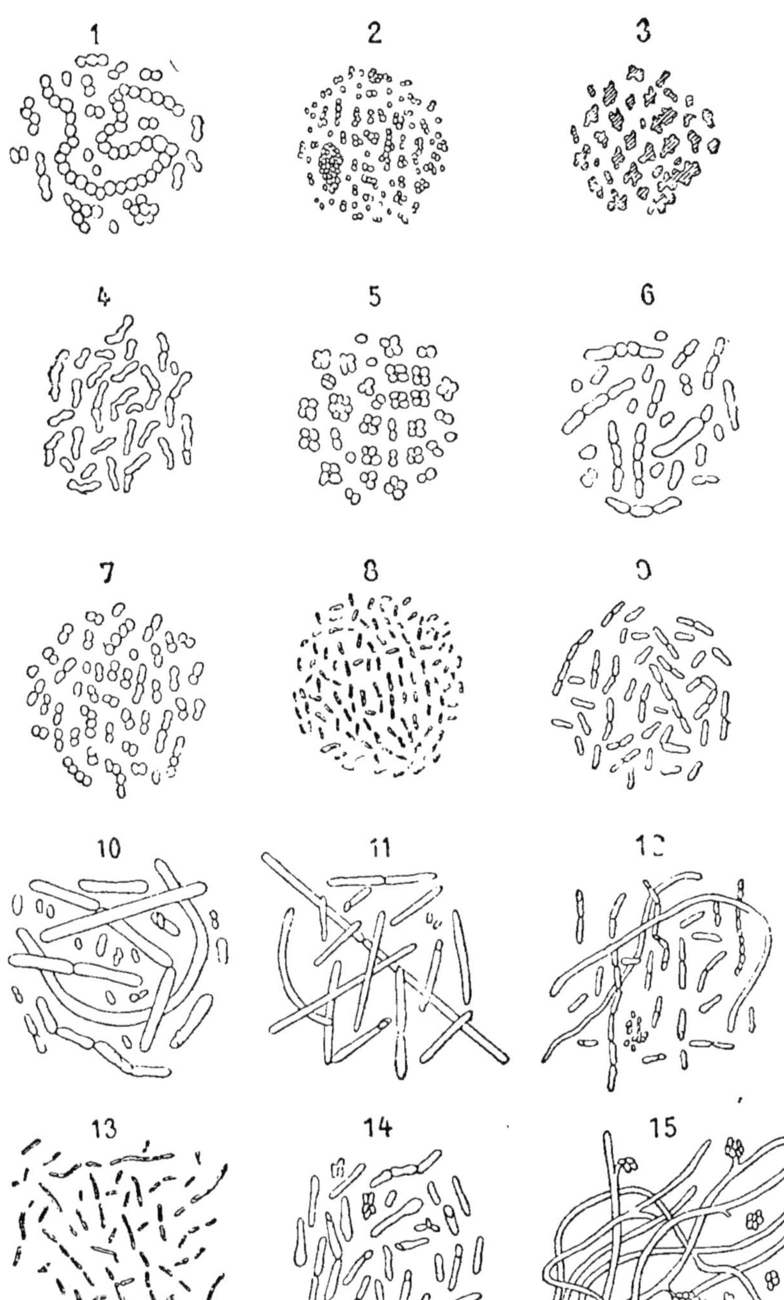


Fig. 18. — Principales formes des bactéries recueillies par M. Miquel dans l'air, au cimetière de Montparnasse, à Paris.

Nombre des bactéries trouvées dans 10 mètres cubes d'air analysé à des époques fort voisines (Miquel) :

| | |
|---|---|
| 1° A une altitude variant de 2000m à 4000m. . . . | 0 |
| 2° Sur le lac de Thun (560m). . . . . . . . . . . | 8 |
| 3° Au voisinage de l'hôtel Bellevue à Thun (560m). . | 25 |
| 4° Dans une chambre du même hôtel. . . . . . . . | 600 |
| 5° Au parc de Montsouris. . . . . . . . . . . . . | 7 600 |
| 6° A Paris (rue de Rivoli). . . . . . . . . . . . | 55 000 |

La figure 18 reproduit les principales formes des bactéries qui ont été recueillies par M. Miquel dans l'air du cimetière de Montparnasse à Paris.

# QUATRIÈME CONFÉRENCE.

## LES ALIMENTS

Falsifications principales des aliments usuels, solides et liquides.

On donne le nom d'*aliment* à toute substance qui, introduite dans le tube digestif, peut servir, d'une manière quelconque, à réparer les pertes de l'économie.

Pour être complète, l'alimentation doit être *variée*. Mis directement en présence des éléments chimiques qui constituent ses tissus, l'organisme ne saurait en tirer parti; mais c'est après un travail préalable que ces substances, dissoutes, modifiées et dissociées par la digestion, se trouvent réduites à l'état où elles peuvent servir utilement à la *nutrition*.

Toutefois pour réparer les pertes de nos tissus, des produits d'origine et de composition diverses sont nécessaires, et plusieurs substances différentes doivent concourir à ce but. Nous ne voulons point rappeler les expériences célèbres, aujourd'hui tombées dans le domaine public, qui ont démontré l'inefficacité nutritive, non seulement des corps *ternaires*, mais encore des composés *quaternaires*, pris isolément (Les corps ternaires sont constitués par de l'oxygène, de l'hydrogène et du carbone; les corps quaternaires renferment de l'oxygène, de l'hydrogène, du carbone et de l'azote.)

Si la viande et le lait sont des *aliments complets*, c'est en raison même de la multiplicité et de la diversité des éléments que renferment ces deux substances.

Les *principes alimentaires* sont :

1° Des matières quaternaires ou azotées :

2° Des matières ternaires;

3° Des matières minérales.

*A*. Matières quaternaires ou azotées. — Les matières azotées sont, en général, des corps complexes, fixes, incristallisables, fort altérables par les réactifs; les uns insolubles, les autres solubles. Ces derniers deviennent insolubles en se coagulant dans l'eau par l'action de la chaleur ou des acides; très variables de propriétés, ils ont cependant une composition à peu près semblable. Elle se rapproche de la formule suivante :

| | |
|---|---|
| Carbone | 52 à 54 |
| Hydrogène | 6 à 7 |
| Oxygène | 24 à 33 |
| Azote | 15 à 16 |
| Soufre et phosphore | quantité variable et peu considérable. |

Les principales matières azotées sont :

L'*albumine* des œufs d'oiseaux ou de poissons;

La *caséine* ou albumine du lait, ainsi que l'albumine végétale;

La *myosine* des muscles;

La *glutine*, substance végétale;

La *gélatine* des os.

*B*. Matières ternaires. — Les *matières ternaires* sont les corps organiques formés de carbone, d'hydrogène et d'oxygène. Elles comprennent les *corps gras* et les *corps hydrocarbonés*.

1° *Corps gras*. — On donne le nom de *corps gras* à un ensemble de principes naturels présentant des caractères communs; ils sont liquides ou facilement fusibles, et plus légers que l'eau, dans laquelle ils sont insolubles.

Il existe dans l'œuf, le sang, le cerveau, la laitance, des graisses phosphorées nommées *lécithines*.

2° *Corps hydrocarbonés*. — Les principaux sont l'*amidon*, la *dextrine*, les *sucres*, les *gommes*, etc., qui semblent résulter de l'union du carbone avec une molécule d'eau, composée elle-même d'hydrogène et d'oxygène.

*C*. Matières minérales. — Ce sont ordinairement les corps suivants : chlorure de sodium, carbonate de chaux, phosphate de potasse, de soude et de chaux.

Règle générale, les aliments suffiront pour nous donner les substances minérales qui s'éliminent en petite quantité. Quant à celles dont nous perdons chaque jour un poids notable, elles devront être ajoutées à notre alimentation; nous citerons comme exemple le chlorure de sodium ou sel marin.

### ALIMENTS D'ORIGINE MINÉRALE, VÉGÉTALE ET ANIMALE.

*A*. ALIMENTS D'ORIGINE MINÉRALE. — Ils jouent un rôle capital, différent, sans doute, de celui des autres aliments, mais toutefois facile à constater. Nourrissez, en effet, des pigeons ou des chiens avec de la viande complètement privée, par le lavage, de sels solubles; la mort arrive dans un délai de vingt à trente jours.

*B*. ALIMENTS D'ORIGINE VÉGÉTALE. — Les végétaux contiennent de l'*azote*, mais presque toujours en petite quantité; il est cependant des plantes qui sont assez riches en matière protéique. Nous citerons, comme exemple, le blé et les céréales. Remarquons, en passant, que les substances azotées d'origine végétale introduisent dans le sang deux fois moins d'azote que celles qui proviennent des animaux, tout en ayant été absorbées en même quantité, ce qui prouve que la valeur nutritive d'un aliment ne peut pas être déterminée uniquement d'après sa composition chimique élémentaire. Mais ce qu'on recherche surtout, dans les aliments d'origine végetale, ce sont les corps ternaires l'*amidon*, les *corps gras* (huiles, etc.), le *sucre* et ses dérivés; enfin quelques autres principes d'une importance secondaire.

L'*amidon* se rencontre surtout dans les graines; ce sont, comme on le sait, les céréales qui en renferment la plus forte proportion. On en trouve aussi en grande quantité dans les graines de plusieurs légumineuses (fèves, haricots, pois, lentilles, etc.), et de certaines autres plantes. La *fécule* peut exister aussi dans les racines; pour la pomme de terre, elle se trouve dans le tubercule, qui n'est pas une racine, mais une tige souterraine (fig. 19, 20 et 21).

Les *corps gras* sont répandus dans presque tout le règne végétal, mais en quantité très variable. C'est surtout dans les

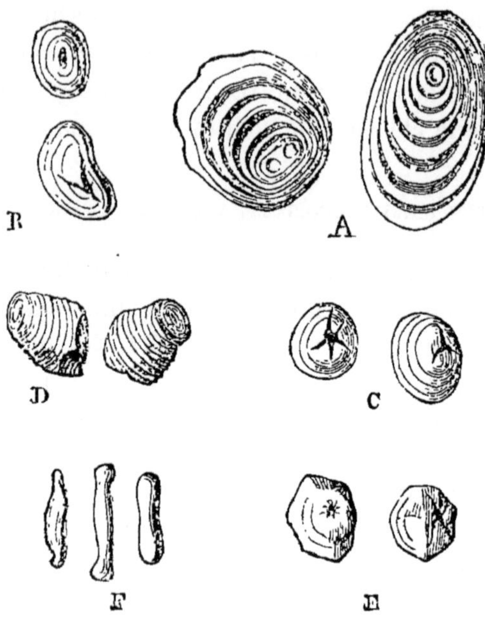


Fig. 19. — Fécules diverses. — A, Fécule de pomme de terre. — B, Amidon de blé. — C, Fécule de lentille. — D, Arrow-root. — E, Maïs. — F, Fécule de suc d'Euphorbia (Beauregard et Galippe).

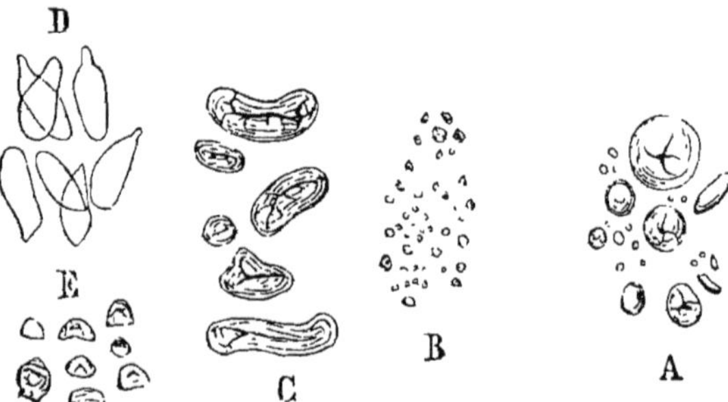


Fig. 20. — Diverses fécules (grossissement 100 diamètres). — A, Amidon de seigle. — B, Farine de riz. — C, Fécule des légumineuses. — D, Arrow-root de Travencore. — E, Fécule de tapioca (Beauregard et Galippe).

cotylédons qu'ils sont accumulés en abondance; certains fruits en renferment dans leur péricarpe (olive).

Le *sucre* se rencontre surtout dans les fruits et plus spécialement dans ceux qui sont faiblement acides. Enfin le sucre cristallisable existe en abondance dans les tiges et les racines de certains végétaux (sorgho, canne à sucre, betterave, carotte, navet, etc.)

Toutes les parties des végétaux peuvent, suivant les circon-

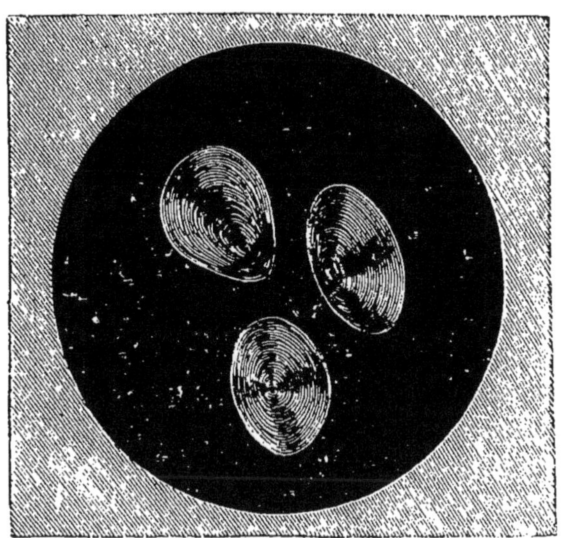

Fig. 21. — Fécule de pomme de terre vue à la lumière polarisée (Beauregard et Galippe).

stances, servir à l'alimentation : on utilise surtout les grains et les fruits, mais on se nourrit des feuilles, de leurs racines avec leurs appendices, de leurs tiges, de leurs fleurs, etc.

Pour introduire un peu d'ordre dans la description des aliments de ce genre, on les divise généralement en *céréales*, en *légumes*, et en *fruits*. Cette division n'offre d'ailleurs aucun caractère scientifique.

*Céréales*. — Les principales sont : le *blé* (fig. 22), le *seigle*, l'*orge*, l'*avoine*, le *riz* et le *maïs*; dont on fait un si grand usage aux États-Unis. On peut y joindre le *sarrasin*.

Ces aliments contiennent plus de moitié de matière amylacée et une quantité considérable de matière protéique, surtout du *gluten*.

Les cendres renferment des sels à base de potasse et une grande quantité d'acide phosphorique.

*Légumes.* — Le mot *légume* sert à désigner, dans le langage usuel, des plantes ou parties de plantes diverses qui peuvent servir à l'alimentation. On utilise quelquefois le végétal tout entier (champignons), mais le plus souvent, c'est une partie de la plante

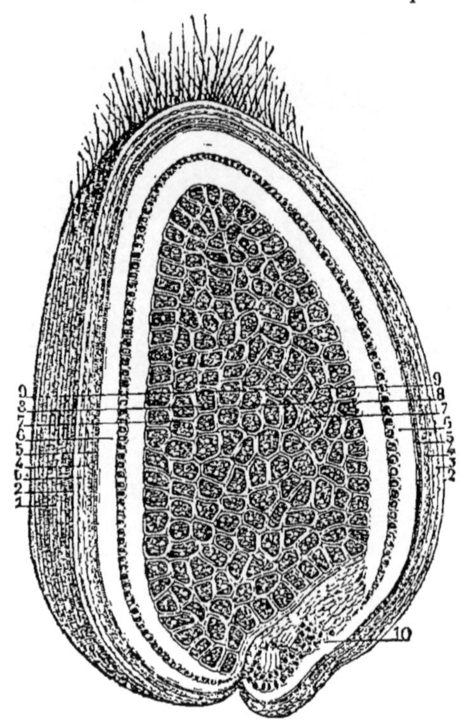


Fig. 22. — Grain de blé vu en coupe (Pennetier).

1, 2, 3, 4. couches du péricarpe. — 5, tégument de la graine. — 6, 7, 8, 9, albumen. — 10, embryon (grossissement de 300 fois en diamètre).

qui sert à cet usage. les racines, les feuilles, les fleurs, les fruits, les tubercules, les turions (asperges), etc.

Les racines des légumes ou leurs appendices sont souvent très riches en fécule et jouent un rôle immense dans l'alimentation de bien des peuples. Pour ne signaler que celles qui sont d'un usage commun en Europe, nous indiquerons : la *pomme de terre* (tubercule), le *navet*, la *rave*, la *betterave*, le *salsifis*, la *scorso-*

*nère*, la *carotte*, le *topinambour*. On cultive avec succès l'*igname* en Algérie.

Il est fort important de connaître les légumes qui ne renferment point d'amidon et qui peuvent utilement figurer dans le régime de certaines maladies (diabète, obésité, etc.). Ce sont la laitue, les chicorées, l'oseille, les épinards, les asperges, les artichauts, les poireaux; l'oignon blanc, les choux-fleurs et les choux n'en contiennent que des traces légères.

Une bonne alimentation comporte nécessairement un usage modéré des légumes. Associés à la viande et au pain, ils en facilitent la digestion par leurs sucs acides; ils agissent comme excitants par les composés sulfureux et les autres matières sapides qu'ils renferment. Enfin, par leur richesse en eau, par la masse de leur résidu fixe en cellulose, ils forment un bol alimentaire volumineux, condition utile à deux points de vue : d'abord parce qu'elle combat la constipation en distendant l'intestin, qui se contracte d'autant mieux que son calibre est plus rempli; et ensuite en calmant, par le fait même du volume, la sensation de la faim chez les sujets vigoureux habitués au travail au grand air et à la vie rustique.

D'un autre côté, une alimentation exclusivement basée sur ces végétaux est affaiblissante dans une certaine mesure, en raison de la résistance plus grande qu'ils opposent à la digestion, et ne peut convenir qu'aux individus doués d'une vigoureuse santé et de longue date habitués à une nourriture grossière.

*Fruits.* — Ce mot, comme celui de légumes, appartient à la langue usuelle. Les fruits des céréales et des légumineuses ne sont pas compris dans ce terme.

Les fruits sont encore moins aptes que les légumes à former isolément la base d'une bonne alimentation; mais, par leurs principes acides et sucrés, par leur saveur aromatique souvent très agréable, ils sont excitants de la digestion, calment la soif et peuvent produire des effets laxatifs.

*C*. Aliments d'origine animale. — Les aliments tirés du règne animal sont très riches en azote et en matériaux plastiques. Aussi sont-ils considérés comme la base principale d'une alimentation substantielle. Ils contiennent aussi une quantité de graisse fort variable, suivant les espèces, et souvent très considérable. On y trouve enfin des matières extractives et des produits aromatiques qui donnent à la chair de chaque espèce une saveur toute spéciale.

La chair des mammifères et des oiseaux nous fournit ce que l'on appelle la *viande*.

Les viandes sont *rouges* (bœuf, mouton) ; *blanches* (poulet, dinde, pigeon); *noires* (lièvre, sanglier, chevreuil).

## ALIMENTS USUELS

*Farine.* — La farine peut être fabriquée avec toutes les graines de céréales dont nous avons parlé, mais nous nous occuperons seulement de la farine de froment.

Toute farine est, en général, un mélange d'amidon, de gluten, de dextrine, de sucre, de graisse et de matières minérales fixes.

On sait que, dans la préparation de la farine de première qualité, le *son* est presque complètement éliminé. Certains auteurs se sont demandé s'il n'y avait point là, sous le rapport nutritif, une perte à subir. Il est certain, toutefois, que le pain fabriqué avec de la farine très pure est d'une digestion plus facile.

*Pain.* — Le produit de la cuisson de la farine des céréales, après mélange d'eau et addition de sel et de levain, constitue le *pain*.

Pendant la cuisson, il y a dégagement d'acide carbonique; si la farine employée contient assez de gluten, le dégagement se fait en soulevant la masse et donne un pain bien levé et d'une digestion facile.

Toutes les farines ne seront donc pas aptes à donner un pain de bonne qualité; la farine de riz, par exemple, contient trop peu de gluten pour subir les fermentations nécessaires à la panification.

La fermentation est nécessaire dans la préparation du pain; aussi ajoute-t-on au mélange de farine et d'eau, à la pâte, du *levain*. Le mélange doit se faire dans un endroit où la température soit de 20 à 25 degrés.

Le levain, faisant corps avec la pâte, réagit sur l'amidon et le sucre, qu'il transforme en alcool et en acide carbonique qui tend à se dégager; le gluten de la farine le retient, et les produits gazeux, soulevant la pâte, y forment de petites bulles.

On enfourne les pains de façon à les porter brusquement à une température de 260 degrés environ. La croûte se produit à une température de 210 degrés, tandis que la mie n'atteint guère que 100 degrés.

Nous ne pouvons étudier ici toutes les différentes espèces de pains. Nous citerons cependant les principales.

Les *pains de gruau* sont fabriqués avec des farines dites de *gruau blanc*; plus blancs que les pains ordinaires, ils contiennent plus de gluten, mais moins de phosphates et de substances azotées non extensibles.

Les *pains viennois* résultent de la substitution de 1 partie de lait et de 4 parties d'eau à l'eau de pétrissage.

Les *petits pains au lait* sont faits avec du lait presque pur.

Les *croissants* contiennent 1 ou 2 œufs par kilogramme de farine.

Le *pain de gluten* s'obtient par addition de gluten qu'on dissémine dans la pâte au moment du pétrissage.

Le *biscuit de mer* est préparé avec de la farine de blé et 1 dixième d'eau; cette sorte de pain est en tablettes percées de trous espacés de cinq à six centimètres, laissant échapper une partie du gaz pendant la cuisson. Il perd ainsi la faculté de lever.

*Viande.* — La *viande* est surtout formée par la chair musculaire des ruminants, et sous le nom de viande de boucherie on comprend généralement le bœuf et le mouton.

La chair musculaire que nous mangeons est un aliment complexe contenant principalement de la *myosine* coagulée ou *musculine*. Cette substance se dissout dans l'acide chlorhydrique, ce qui explique pourquoi elle se digère facilement (le suc gastrique sécrété par l'estomac renfermant de l'acide chlorhydrique).

C'est une erreur de croire que le jus de viande en représente toute la partie alimentaire. C'est la chair musculaire, c'est la partie solide, insoluble dans l'eau, mais soluble dans les sels de l'estomac qu'il faut manger et digérer pour tirer un profit complet de la viande.

Considérée comme aliment, la viande présente des avantages tellement considérables qu'on doit la regarder comme la plus substantielle de toutes les espèces de nourritures.

On peut cuire la viande devant le feu (*rôtie*), dans l'eau bouillante (*bouillie*) ou par la vapeur (*à l'étuvée*).

Le *bouilli* est très inférieur au rôti, comme matière alimentaire; la viande, en effet, est profondément modifiée par le contact prolongé de l'eau bouillante qui dissout les parties solides. C'est la réunion de ces diverses substances qui constitue le *bouillon*. La viande qui reste est plus ou moins fade ou coriace, mais elle contient la presque totalité de la musculine, c'est-à-dire de la portion essentiellement nutritive. Le bouilli est donc un aliment suffisant pour des estomacs vigoureux, mais il est toujours d'une digestion plus difficile que la viande rôtie.

Les substances dissoutes dans le bouillon n'appartiennent pas au groupe des matières plastiques. Le bouillon n'est donc pas un aliment, mais un excitant des organes digestifs; il favorise la sécrétion des glandes de l'estomac et forme une préface très convenable à un repas sérieux. Il n'est donc réellement utile que lorsqu'il est agréable.

*Extraits de viande.* — On a beaucoup exagéré la valeur nutritive des extraits de viande Liebig.

S'il fallait en croire les prospectus revêtus de cette illustre signature, le professeur aurait pris la peine d'analyser lui-même les produits offerts au commerce. Il est mort depuis longtemps, mais la vogue malheureuse que le charlatanisme a donnée à l'extrait de viande Liebig est loin d'être épuisée. Il est bon de prévenir le public que non seulement les extraits de viande ne sont pas des aliments, mais que, pris à dose un peu forte, ils constituent un véritable poison.

Ces effets sont dus, selon toute apparence, à la quantité de chlorure de potassium et d'autres sels de potasse que renferme cet extrait.

On voit, par conséquent, que les extraits de viande n'ont pas la valeur qu'on leur a attribuée, soit comme aliment, soit comme condiment.

*Œufs.* — Le poids moyen du blanc d'œuf est de 24 grammes; celui du jaune, de 15 grammes.

Peu cuit, l'œuf est d'une digestion facile: c'est un bon aliment, car il contient beaucoup d'albumine et de graisse, mais il manque d'hydrate de carbone. En y ajoutant du pain, on obtient un aliment complet.

*Lait.* — Le lait peut être considéré comme une émulsion d'un corps gras (*beurre*) dans un milieu légèrement alcalin.

La solution contient une matière sucrée, la *lactose* ou *lactine*, et des matières albumineuses : la *caséine* et l'*albumine*. Alcalin au premier moment, il devient facilement acide. Il y a formation d'*acide lactique* d'abord, puis d'*acide acétique*.

C'est un aliment complet et d'une digestion facile.

Comme dans toute émulsion, la matière grasse a tendance à se séparer; le beurre vient donc, au bout de quelque temps, former une couche appelée *crème*. La couche inférieure, *sérum*, est une solution de sucre, d'albumine, de caséine et de sels.

Le lait est un liquide éminemment mobile. Il s'altère plus promptement en été qu'en hiver, en temps d'orage qu'en temps ordinaire.

La conservation du lait est un problème qui a été résolu de bien des manières. On sait que l'un des premiers phénomènes qui caractérisent la décomposition de ce liquide est la transformation du sucre de lait en acide lactique. La présence d'un peu d'acide accélère singulièrement ce travail; en d'autres termes, les premières portions d'acide lactique se forment beaucoup plus lentement que les autres. Il est donc indispensable de neutraliser l'acide dès qu'il est formé.

Le lait bouilli ne subit pas les transformations dont nous venons de parler. De plus, il ne renferme plus les germes vivants qui ont pu s'y trouver accidentellement. L'ébullition du lait est donc non seulement un excellent moyen de conservation du liquide, mais encore de préservation à l'égard de maladies transmissibles assez communes.

On peut aussi conserver le lait par un procédé tout opposé, c'est-à-dire en le maintenant à une température basse de 7 à 8°. Mais il ne faudrait pas compter en pareil cas sur une conservation indéfinie. Dans les régions polaires, en Sibérie, etc., le lait est souvent gelé en hiver; il se conserve alors indéfiniment et peut se transporter en morceaux d'un endroit à l'autre.

Il existe une différence qui a cependant été exagérée, entre les diverses races qui constituent la même espèce animale. Pour ne parler que de la vache, on sait que les vaches de Bretagne ont un lait très riche en crème et par conséquent en beurre. On cite les vaches d'Aurigny (île anglaise de la Manche) comme offrant le type d'un lait riche en matières grasses, tandis que d'autres races, celles surtout qui ont les cornes très développées, ont un lait où la caséine surabonde.

Quant à l'influence de la nourriture sur le lait, elle est incontestable. Les animaux nourris avec des carottes ou des betteraves fournissent beaucoup plus de sucre par la sécrétion lactée que ceux qui mangent du foin.

On a pu introduire dans l'alimentation des bestiaux des médicaments, tels que le mercure, l'iode et l'arsenic, qui se sont retrouvés en grande partie dans le lait.

Le lait des vaches qui paissent en liberté est très supérieur à celui des animaux qui passent leur vie dans une étable. Enfin, l'influence des climats n'est pas douteuse; elle peut, indépendamment des qualités de race, expliquer la grande différence qui existe entre les vaches laitières de divers pays. Nous en citerons un exemple frappant.

La Compagnie genevoise de colonisation en Algérie a cherché pendant longtemps à introduire dans ses domaines, à Sétif, les procédés de culture européens. Entre autres essais, on y a transporté des vaches excellentes laitières, pour remplacer les vaches arabes extrêmement inférieures sous ce rapport; mais au bout de peu de temps, malgré les soins et la nourriture qu'elles recevaient, les vaches suisses sont tombées au même degré d'infériorité que le bétail indigène.

L'état de santé des animaux exerce sur le lait une influence qu'il est difficile d'apprécier chimiquement, mais qui se révèle par les effets produits sur les consommateurs.

Le lait peut-il servir de véhicule aux germes de la fièvre typhoïde, de la scarlatine et d'autres maladies transmissibles dites contagieuses? Le fait n'est point douteux, si l'on en croit les observations recueillies, notamment en Angleterre; cependant, jusqu'ici, dans tous les cas, on a pu constater que ce liquide avait été étendu d'eau contaminée par les déjections typhoïdes; c'était donc l'eau et non le lait qui avait servi de véhicule au poison. Quant à la scarlatine, il a été prouvé que, dans certains cas au moins, le lait avait été contaminé par des personnes convalescentes de cette maladie, et qui avaient été employées dans la laiterie à la période de desquamation. Le lait a donc pu être infecté soit par la salive, soit par les pellicules épidermiques de ces sujets encore malades.

Les principales falsifications du lait consistent à l'*écrémer* et à le *mouiller*. Ainsi il perd de ses principes alimentaires et devient moins nourrissant. De plus, le mouillage peut avoir pour effet d'y introduire avec l'eau les germes de certaines maladies transmissibles, telles que la fièvre typhoïde et la tuberculose, si l'eau servant au mouillage en renfermait les germes.

La falsification qu'on fait habituellement subir au *beurre* consiste à y introduire de l'oléo-margarine ou des graisses diverses, produits inférieurs à bas prix; c'est là une tromperie sur la qualité de l'objet vendu plutôt qu'une altération dangereuse.

L'*écrémage du lait* a pour effet de le rendre plus dense, trop dense même au lacto-densimètre; afin de diminuer la densité et de la ramener à un taux normal, on y ajoute de l'eau, ce qui constitue un double bénéfice pour le falsificateur. De plus, le lait mouillé tourne facilement; il se coagule dès qu'on le fait cuire, beaucoup plus vite que le lait non sophistiqué; afin de prévenir cette coagulation rapide, on ajoute au lait déjà écrémé et mouillé du bicarbonate de soude.

*Fromages.* — Les fromages sont ordinairement un mélange de caséine coagulée et de beurre soumis à l'action de la présure.

Le fromage est un aliment très nutritif; il contient, en effet, une quantité de matières azotées variant de 15 à 35 pour 100 et de 21 à 28 pour 100 de matières grasses.

Les fromages non cuits (frais) ne sont que nourrissants, tandis que les fromages fermentés ou cuits sont stimulants et réveillent l'estomac.

*Thé, café.* — Le thé et le café présentent de grandes analogies. L'arome du thé est dû à une huile essentielle, la *théine.*

Le café contient une substance, la *caféine*, qui à petite dose produit une stimulation circulatoire favorable à l'exercice des fonctions animales et surtout des fonctions intellectuelles. A dose plus élevée elle amène des palpitations, des troubles de la vue et de l'ouïe et même du délire. Le café et le thé pris à dose élevée donnent quelquefois des tremblements nerveux.

Les falsifications du thé et du café sont innombrables; on y trouve toutes espèces de feuilles séchées, de grains, tels que la chicorée et même des mélanges chimiques artificiels en ayant l'aspect extérieur.

On mêle communément au café des grains avariés qu'on a coloriés; on mouille le café torréfié, afin de lui rendre de son poids; on fabrique même des grains de café avec du plâtre, puis on les colore en y ajoutant un arome de café.

*Chocolat.* — Le chocolat s'obtient en broyant la graine de cacao avec du sucre.

Le *cacao* est un aliment presque complet; une seule substance, la matière sucrée, fait défaut et on l'y ajoute dans la fabrication du chocolat.

C'est un aliment agréable et substantiel, mais d'une digestion difficile, d'autant plus qu'il est soumis à des falsifications nombreuses.

*Pâtisseries.* — Les pâtisseries sont assez souvent falsifiées à l'aide de la vaseline, corps gras qui ne rancit pas comme le beurre ou les graisses et remplace ceux-ci, pour le plus grand bénéfice du fabricant; mais alors la pâtisserie est indigeste et n'est pas nutritive.

*Sucreries.* — Les colorations dont on décore les sucreries, bonbons de diverses sortes, sucres d'orges, etc., sont assez fréquemment obtenues à l'aide de produits dangereux et même quelquefois toxiques. Ceux de ces produits que les règlements interdisent sont les suivants :

Colorants minéraux : sels de cuivre, de plomb, de baryte, d'arsenic, de mercure;

Colorants organiques : gomme-gutte, aconit napel et certaines couleurs dérivées de la houille.

*Condiments.* — Il existe certaines substances qui, tout en n'étant pas des aliments liquides ni des aliments d'épargne comme le thé et le café, ont cependant un rôle analogue par l'excitation locale qu'elles produisent. Les principaux sont le *poivre*, si fréquemment falsifié à l'aide des grignons d'olives, la *muscade*, les *épices* et les condiments aromatiques en général; les *condiments gras, graisses* et *huiles*, les *condiments acides*, le *vinaigre*. Leur effet est d'augmenter les produits de sécrétion des glandes de l'estomac et de l'intestin. Ils seront donc utiles pour faciliter les digestions laborieuses.

L'usage de ces condiments est loin d'être sans inconvénient, si on les emploie à haute dose et d'une façon constante.

*Boissons alcooliques.* — Nous étudierons les boissons alcooliques, vin, bière, cidre, eau-de-vie, etc., au cours de la sixième conférence, au sommaire de laquelle elles sont inscrites d'après le programme officiel que nous suivons ici (Voir p. 91).

## RÈGLES D'ALIMENTATION.

En résumé, une alimentation saine et suffisante doit contenir :

1° Des substances azotées;

2° Des substances ternaires;

3° Des sels minéraux;

4° De l'eau.

Voyons maintenant quelle est la quantité de nourriture qui est nécessaire pour l'entretien de la santé chez les individus placés dans des conditions ordinaires.

On distingue depuis longtemps la ration de travail de la ration d'entretien.

On entend par *ration de travail* cette partie de l'alimentation qui doit servir à représenter l'excès de dépense occasionné par le déploiement de la force musculaire et des actions organiques qui l'accompagnent, tandis que la *ration d'entretien* est uniquement destinée à maintenir le poids constant du corps et à entretenir l'animal en état de santé.

Il est incontestable que l'influence des races, des climats, des habitudes, doit être prise en sérieuse considération. Les habitants des pays froids consomment beaucoup plus de nourriture que les habitants des pays chauds, et d'une manière générale les Européens vivent beaucoup plus largement que les Asiatiques. D'ailleurs les personnes qui jouissent d'une certaine aisance s'accoutument facilement à une nourriture très abondante et très substantielle, et résistent beaucoup moins à l'influence des privations que les individus habitués à une vie plus dure.

Les enfants dont la croissance est rapide mangent beaucoup plus que ceux dont le développement est lent, et on constate, chez presque tous les individus bien portants, qu'il est une période de la vie, entre quinze et vingt-cinq ans, où l'appétit est beaucoup plus développé qu'il ne le sera plus tard.

Les chiffres que nous allons donner n'ont, par conséquent, qu'une valeur approximative.

On peut résumer de la manière suivante la quantité d'aliments nécessaire à un homme qui travaille :

| | PAIN. | VIANDE. | GRAISSE. | CONTENANT | |
|---|---|---|---|---|---|
| | | | | CARBONE. | AZOTE. |
| | gr. | gr. | gr. | gr. | gr. |
| Ration ordinaire. . . | 829 | 239 | 60 | 280 | 20,00 |
| Ration de travail . . | 361 | 175 | 33 | 170 | 8,74 |
| Ration totale d'un bon ouvrier . . . . . . | 1190 | 414 | 93 | 450 | 28,74 |

L'*alimentation insuffisante* est celle qui fournit à un adulte au repos, d'un poids moyen de 65 kilogrammes, une quantité inférieure à 11 grammes d'azote et à 220 à 230 grammes de carbone par jour.

Chez les individus soumis à une alimentation insuffisante, les forces diminuent et la température s'abaisse, l'énergie de la volonté disparaît ; enfin, l'individu succombe avec une prodigieuse facilité à la première maladie intercurrente qui vient le saisir.

Quant à l'*inanition* proprement dite, dont les expériences justement célèbres de Chossat nous ont indiqué les caractères essentiels, on sait qu'elle a pour résultat de faire perdre à l'animal les 4/10 de son poids, limite au-dessous de laquelle la vie n'est plus possible. La perte de substance porte principalement sur la graisse (9/10) et sur le système musculaire (50 à 60 pour 100). La température s'abaisse rapidement et la mort survient généralement quand elle atteint le niveau de 24 à 26°.

Deux points sont intéressants à noter : d'abord, quand l'animal a perdu un tiers de son poids, quoiqu'il vive encore, il est impossible de le rappeler à la santé. La nourriture, pour employer une expression familière, ne lui profite plus. Voilà pourquoi sans doute on voit si souvent mourir des convalescents arrivés au terme d'une longue maladie qui ne leur a pas laissé les forces nécessaires pour revenir à la santé; c'est ce que nous voyons quelquefois chez les malades guéris d'une fièvre typhoïde.

Le second point qui mérite de fixer l'attention, c'est que, dans un état intermédiaire entre la vie et la mort, une excitation quelconque suffit pour tuer brusquement l'animal. Une tourterelle vivante, mais en pleine inanition, mourait subitement quand on lui pinçait la patte. Voilà pourquoi, sans doute, on voit si souvent mourir des malades affaiblis, sous l'influence des causes occasionnelles les plus légères. Il suffit quelquefois pour cela de vouloir seulement changer leur position

### PRÉPARATION ET CONSERVATION DES ALIMENTS

Il est généralement admis, depuis les recherches de M. Pasteur, que la putréfaction ne s'opère qu'en présence de germes spéciaux qui jouent le rôle de ferments. On peut déduire de ce principe deux modes de conservation des aliments : le premier consiste à détruire les germes que peut renfermer la substance à conserver; le second, à la placer dans des conditions telles que l'évolution des germes qu'elle renferme devienne impossible.

Pour tuer les germes, on emploie le *procédé Appert*, le *fumage* ou les *antiseptiques*. Pour les empêcher de se développer, on a surtout recours à la *dessiccation* ou au *refroidissement*. Nous allons jeter un coup d'œil rapide sur ces divers procédés.

La *méthode Appert* consiste à enfermer les substances alimentaires dans des vases clos et à les porter au bain-marie, à une température de 100°. Ce procédé a l'avantage de tuer les germes; mais, comme on a constaté que certains d'entre eux ne sont détruits qu'à une température supérieure à 100°, on a modifié ce procédé en portant le bain-marie à une température de 110°. On y parvient en additionnant le liquide du bain de chlorure de calcium ou de sodium, et, comme le liquide contenu dans les boites de conserves est ainsi porté à l'ébullition, on laisse échapper la vapeur par une petite ouverture que l'on ferme ensuite au moyen d'une goutte de soudure. Ce procédé est applicable non seulement à la viande, mais encore aux légumes, aux œufs et au lait.

L'*enrobement* consiste à envelopper la substance alimentaire, après l'avoir chauffée, d'une couche préservatrice qui s'oppose à la pénétration de l'air. On peut enrober les viandes avec de la gélatine, ou de l'albumine coagulée, mais on obtient de meilleurs résultats en les enrobant dans leur propre graisse.

Un autre procédé consiste à plonger la viande dans la cassonnade fondue qu'on laisse sécher à l'air. Les œufs peuvent être conservés par le vernissage avec de la cire ou de la graisse. On peut aussi les garder dans de l'eau de chaux ou dans un lait de chaux additionné de crème de tartre.

Le *fumage* se rapproche des procédés de conservation qui consistent dans l'emploi des antiseptiques. Cependant il a l'avantage de tuer immédiatement les germes que peut déjà contenir la viande.

Le *procédé de Hambourg* consiste à faire arriver dans une chambre, où l'on a placé des viandes, de la fumée froide de copeaux de chêne, de hêtre, de bouleau ou de sapin. L'opération est facilitée par l'emploi préalable du sel.

La *dessiccation* est incontestablement le moyen le plus pratique et le moins dispendieux d'arriver à ce but.

On sait parfaitement que des infusoires desséchés peuvent

conserver le principe de la vie et renaître aussitôt qu'on les remet dans l'eau. Mais la privation d'eau les réduit, provisoirement du moins, à l'état de poussière inerte. C'est sur ce principe qu'est fondée la conservation des viandes et des légumes par le dessèchement.

Dans les pays chauds, il suffit de découper la viande en lanières et de l'exposer au soleil; c'est ce qui se pratique sur une grande échelle au Caucase, en Perse, dans le Sahara, où l'on donne le nom de *kelea* au bœuf ainsi préparé. Les Cafres de l'Afrique méridionale exposent au soleil de grands morceaux de bœuf qui se dessèchent et sont préservés de la putréfaction pendant fort longtemps. Cet aliment reçoit le nom de *beltong*.

En Égypte on dessèche la viande en l'exposant au soleil et au vent du nord. Dans l'Amérique du Sud on prépare deux espèces de viande sèche : celle qu'on appelle *tasajo* se compose de viande coupée en lanières minces, trempées dans la saumure et séchées au soleil; le *charqui* se compose de petits morceaux de viande privés de leur graisse, séchés rapidement au soleil et saupoudrés de farine de maïs.

On dessèche également au soleil un grand nombre de fruits sucrés qu'on désire conserver (figues, raisins, etc.).

En Europe, on dessèche la viande dans des étuves à courant d'air sec à une température de 35° à 55°.

Un autre procédé consiste à comprimer fortement la viande à la presse hydraulique. On la prive ainsi d'une grande partie de son suc, ce qui paraît lui permettre de se conserver indéfiniment. Le jus qui s'écoule de la viande est lui-même desséché dans le vide et fournit un aliment utile.

La dessiccation ne s'applique pas seulement aux viandes, mais aussi aux légumes et aux graines. On emploie divers procédés pour dessécher le pain, qui se conserve alors indéfiniment (pain biscuité de l'armée française).

On dessèche également les pommes de terre, les pois, les choux-fleurs, les carottes, enfin les œufs et le lait.

On conserve en grand les céréales, en les maintenant à l'abri de l'air et de l'humidité; on peut abandonner pendant longtemps du blé dans un grenier parfaitement sec. L'*ensilage rationnel* de Doyère suffit pour préserver les grains de toute altération. Ce procédé consiste à sécher d'abord les blés et à les enfermer ensuite dans des silos souterrains, inaccessibles à l'air et à l'humidité. Les anciens n'ignoraient point ce mode de conservation ; ils enfermaient leurs grains dans de grandes citernes pavées et soigneusement fermées. C'est par le même procédé que les Égyptiens, sans le vouloir, nous ont conservé des échantillons des blés qu'ils cultivaient il y a quatre ou cinq mille ans. On sait, en effet, qu'on a trouvé, dans des momies fort anciennes, des grains de froment qui ont été semés et qui ont parfaitement réussi.

Il est aussi des liquides conservateurs qui, sans tuer toujours les germes, s'opposent du moins à la fermentation : tels sont l'alcool, le vinaigre, l'eau salée; mais on ne les emploie guère que pour la conservation des fruits.

Enfin, la *réfrigération* est peut-être le moyen le plus parfait de conserver les substances animales; il est largement employé dans les régions circumpolaires. On sait que, dans l'une des expéditions de Pallas, on trouva le cadavre gelé d'un mammouth dont les marins russes mangèrent la viande après l'avoir cuite. Cette conserve datait des temps antédiluviens.

On cherche depuis quelque temps à faire entrer la réfrigération dans la pratique pour transporter en Europe les viandes provenant de l'Amérique et de l'Australie. Il est fort à souhaiter que ces intelligentes tentatives soient couronnées de succès.

Ajoutons en terminant que les conserves peuvent être dans certains cas une cause d'empoisonnement; les fabricants, en effet, emploient trop souvent pour leurs boîtes du fer-blanc de qualité inférieure, obtenu en trempant à chaud les tôles dans un bain d'alliage d'étain et de plomb. En outre, ils soudent leurs boîtes intérieurement avec un alliage renfermant deux parties de plomb pour une d'étain. Ce procédé ne saurait être trop sévèrement défendu.

Enfin les neuf dixièmes des légumes verts conservés sont reverdis à l'aide du sulfate de cuivre, qui n'a d'inconvénients que lorsqu'il est absorbé en trop grande quantité et pour les personnes digérant difficilement.

## CINQUIÈME CONFÉRENCE

# VIANDES DANGEREUSES

Parasitisme et germes infectieux (trichinose, ladrerie, charbon, tuberculose); viandes putréfiées (intoxication par la viande du porc, les saucisses).

Certains aliments, et surtout la viande, peuvent devenir dangereux du fait de la présence de parasites que nous pouvons ainsi ingérer ou du fait des altérations qu'ils ont pu subir. Dans le premier cas, nous avons affaire à des maladies d'origine alimentaire et dans le second cas à des empoisonnements proprement dits.

### MALADIES D'ORIGINE ALIMENTAIRE

Les parasites que les viandes peuvent renfermer et dont l'ingestion est dangereuse pour l'homme sont de deux sortes :

1° Des *parasites animaux*, qui deviennent les parasites de notre organisme, lorsque la viande qui les renferme vient à être consommée par nous, tels que les *tænias* et les *trichines*;

2° Des *parasites végétaux*, agents des maladies dites transmissibles, au nombre desquels les plus importants, parmi ceux qui sont aujourd'hui connus, sont ceux du *charbon* et de la *tuberculose*.

Les œufs de certains entozoaires, contenus dans les eaux, peuvent se trouver portés dans le canal alimentaire ou bien être absorbés par des animaux de boucherie qui deviennent à leur tour une source d'infection. C'est ce qui a lieu pour le *tænia* ou *ver solitaire*.

Les porcs, en buvant dans les mares où les œufs ont été entraînés par la pluie, y contractent une maladie qu'on appelle la *ladrerie*, maladie qui consiste dans la présence dans l'organisme du porc de petits helminthes nommés *cysticerques*. Pour

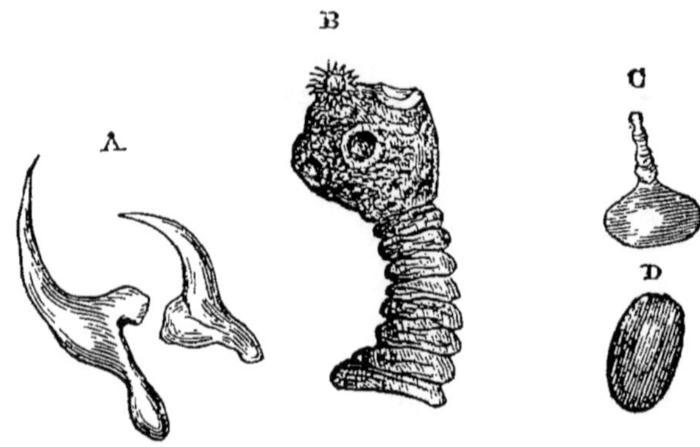


Fig. 23. — Cysticerque ladrique. — De grandeur naturelle en C et en D. — En B, l'animal est considérablement grossi et montre la tête avec les 4 ventouses, la double couronne de crochets et suivie du cou ridé. — En A, deux crochets, un de chaque rangée, considérablement grossis. (Beauregard et Galippe).

que l'homme prenne le tænia, il faut qu'il avale la viande d'un animal ladre, c'est-à-dire atteint de cysticerques (fig. 22 à 29).

Le tænia, pour être transmis d'un homme à un autre homme, est obligé de passer par ce qu'on appelle une génération alternante qui, pour le tænia armé, a le porc comme intermédiaire. Le porc avale un œuf de tænia; dans son corps, cet œuf devient un cysticerque, et l'homme, mangeant cette viande de porc infectée de cysticerques, est atteint de tænia.

Ce fait a été démontré par de curieuses expériences sur une femme condamnée à mort pour assassinat. Kuchenmeister a fait avaler à cette femme, à son insu, un certain nombre de cysticerques fournis par un porc : 12 dans du boudin et 18 dans du riz quarante-huit heures avant la mort ; 15 dans un potage au vermicelle trente-six heures avant; 12 dans des saucisses vingt-quatre heures avant, et 18 dans de la soupe douze heures avant. Cette femme prit donc 75 cysticerques. Son autopsie fut

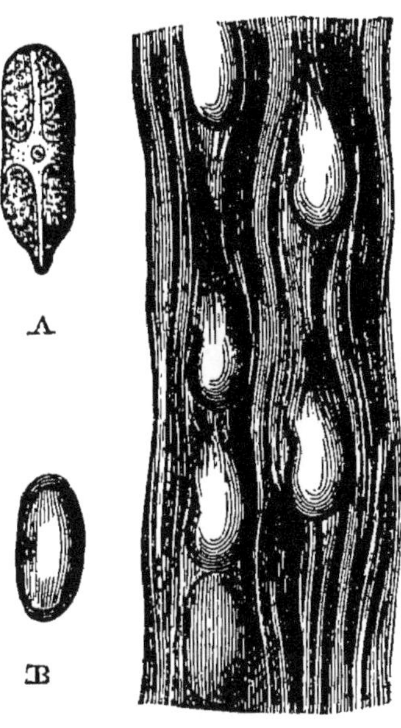


Fig. 24. — Fibres musculaires (C) renfermant les vésicules du cysticerque. — A, C, vésicules oblongues ou isolées du kyste adventif; elles sont pourvues d'une ouverture par où l'animal porte au dehors la tête et le cou (Laboulbène).

faite quarante-huit heures après l'exécution. On trouva dans

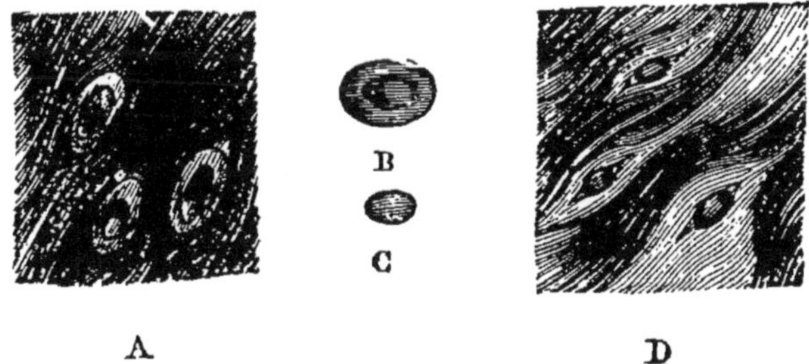


Fig. 25. — A, Morceau de viande fraîche de porc farci de cysticerques ladriques. — B, Cysticerque ladrique frais isolé. — D, Morceau de viande salée et séchée (porc) farci de cysticerques ladriques. — C, Un de ces cysticerques isolés (Beauregard et Galippe).

l'intestin, fixés à la muqueuse, les petits tænias munis de leurs crochets; on découvrit dans l'eau qui avait servi à laver les intestins six jeunes tænias. D'autres expériences semblables ont

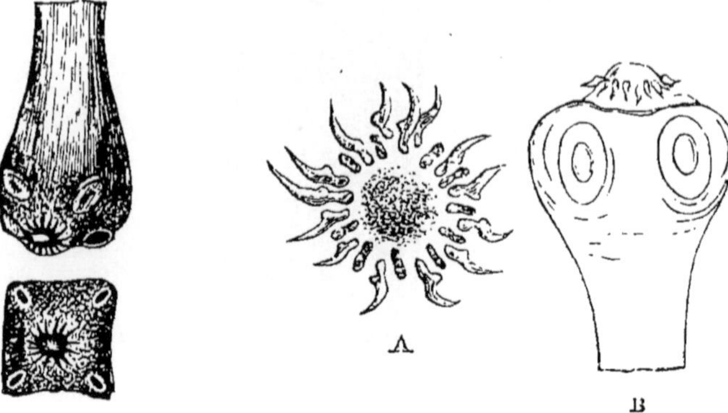


Fig. 26. — Tête du tænia armé de l'homme (grossi 12 fois) (Davaine).

Fig. 27. — A, milieu de la tête du tænia armé très grossi, vue de face par le haut et montrant la double couronne de crochets; plusieurs de ces crochets sont tombés sur la partie supérieure ou couronne interne, leur place est indiquée par du pigment.— B, Tête grossie du tænia armé avec le rostellum ou proboscide avancé et une double couronne de crochets (Laboulbène).

également été faites; Leucart a donné à un jeune homme d'une trentaine d'années qui s'y était prêté de bonne grâce, un certain

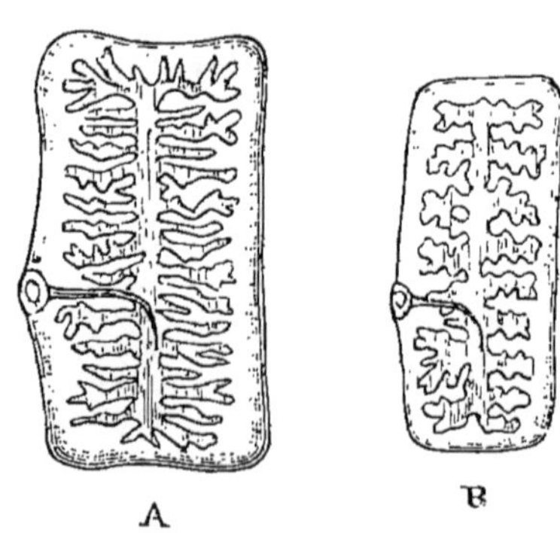


Fig. 28. — Tête grossie du tænia inerme en A, vue un peu penchée en avant et montrant la disposition des quatre ventouses. — B, la tête est vue de profil.

nombre de cysticerques tirés d'un porc ladre; au bout de deux mois, ce jeune homme avait le tænia.

Il ne faudrait pas croire que la viande de porc soit la seule qui puisse donner le tænia; le bœuf ou le veau ladre, c'est-à-dire

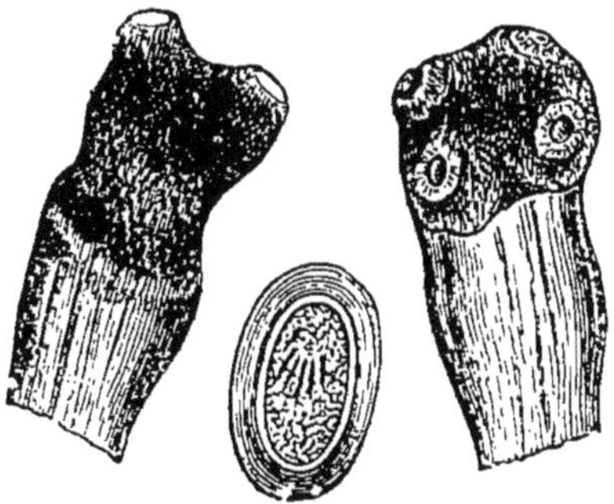

Fig. 29. — Tête du tænia inerme de l'homme (grossi 5 fois); ovule du même tænia (grossi 349 fois) (Davaine).

infecté d'un cysticerque donne également un tænia, mais celui-ci est *inerme* et ne présente pas les crochets du tænia armé.

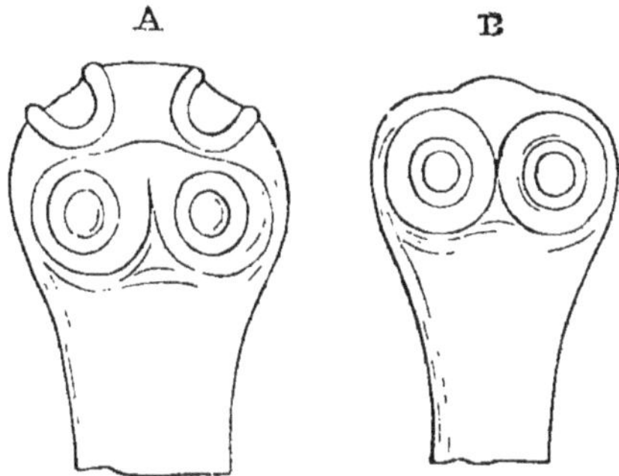


Fig. 30 — Tête grossie du tænia inerme en A, vue un peu penchée en avant et montrant la disposition des quatre ventouses. — En B, la tête est vue de profil.

Le moyen de se préserver des tænias, c'est de ne consommer les viandes que parfaitement cuites. La graisse du ladre ne résiste pas à une température de plus de 50 degrés maintenue pendant un quart d'heure et la température nécessaire pour tuer le *cysticercus cellulosæ* est d'environ 70 degrés.

La *trichinose* est une maladie provoquée chez l'homme par l'ingestion de la viande trichineuse du porc. Si l'on fait ingérer à l'homme (ou expérimentalement à un animal) de la viande trichinée, le suc gastrique dissout la capsule d'enveloppe de la trichine; celle-ci dans l'intestin donne naissance à une couvée

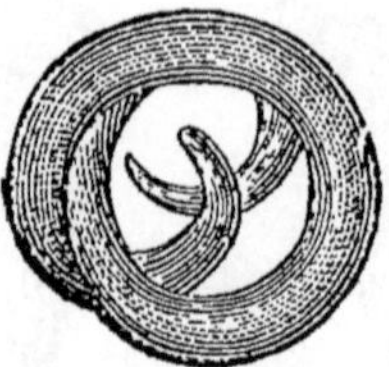

Fig. 31. — Trichine déroulée de son kyste et enroulée sur elle-même (Beauregard et Galippe).

de petits qui traversent les parois intestinales, émigrent dans les muscles et s'y fixent (fig. 30 et 31).

C'est une maladie assez commune chez le porc, surtout dans

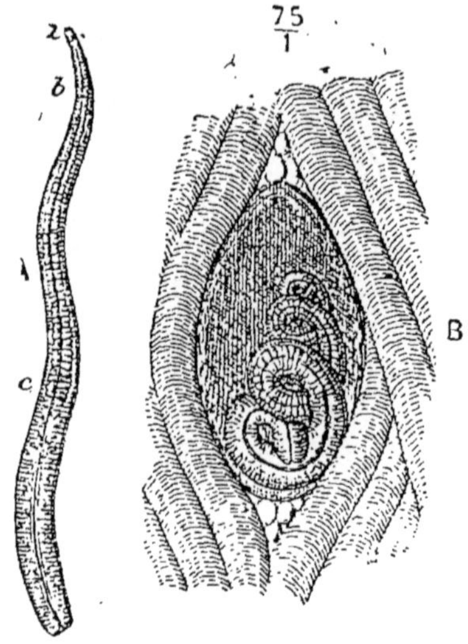


Fig. 32. — Trichine spiralée (Owen). — Larve ankystée dans les muscles d'un porc d'Amérique arrivé à Paris sous forme de charcuterie en mars 1881 (Méguin).

certaines contrées, en Allemagne et dans l'Amérique du Nord.

L'hygiène privée fournit ici un certain nombre d'indications prophylactiques utiles à suivre.

Il faut s'abstenir absolument de l'usage de la viande de porc crue ou mal cuite, et c'est assurément à l'habitude germanique de consommer la viande de cette manière que doit être attribuée, en grande partie, la fréquence des épidémies trichineuses en Allemagne. Il ne faut pas se contenter d'une cuisson superficielle; mais il est nécessaire de porter les parties profondes de la viande aussi bien que les parties périphériques, à une température de 55 à 60 degrés, température qui amène la mort de ces nématodes.

En règle générale, la viande ne doit pas être rosée, ni surtout saignante, mais blanche ou grise par le fait de la cuisson.

On sait que la viande de porc est utilisée non seulement à l'état frais, mais encore conservée soit par la salaison, soit par le fumage; il faut se méfier de ces jambons superficiellement fumés et surtout de ceux où l'action de la fumée est remplacée par un simple badigeonnage d'eau créosotée.

Dans la septième conférence, nous aurons à parler en détail du charbon, et la tuberculose fera l'objet de nos études au cours de la huitième conférence. Nous ne dirons ici que quelques mots des *viandes charbonneuses* et *tuberculeuses*.

Le mouton, les bovidés et le cheval sont les animaux qui contractent plus spécialement le *charbon*; lorsqu'ils en sont atteints, leur viande en est remplie.

On a constaté des cas de charbon, qui ont toujours été mortels, chez des gens qui avaient avalé de la viande d'animaux charbonneux. C'est un fait rare, la viande charbonneuse pouvant difficilement être livrée à la consommation.

Il n'en est pas de même pour la *tuberculose* qui est fréquente chez les animaux, notamment parmi les bovidés et les volailles. La viande de bovidés tuberculeux ne peut être mise en vente lorsque la maladie a atteint un degré avancé; dans les cas de tuberculose peu marquée, la viande proprement dite n'est pas altérée, les viscères seuls le sont.

Il est d'une très grande importance d'interdire absolument l'usage du lait provenant des vaches tuberculeuses.

Chez les volailles, la tuberculose atteint surtout les organes de la cavité abdominale, en particulier le foie qu'on a la fâcheuse habitude de consommer à peine cuit; le germe de la tuberculose y est même vivant.

## EMPOISONNEMENTS D'ORIGINE ALIMENTAIRE.

Lorsque la putréfaction d'une matière organique vient à se produire, il se forme dès le début des poisons chimiques spéciaux, substances basiques analogues aux alcaloïdes végétaux tels que la quinine, la morphine, etc. Or ces alcaloïdes sont extrêmement toxiques ; aussi l'ingestion d'une substance putréfiée peut-elle déterminer des accidents graves et même déterminer la mort. Ces alcaloïdes, découverts par MM. Gautier et Selmi, très bien étudiés par ces observateurs et par MM. Brouardel, Boutmy, Gabriel Pouchet, etc., portent le nom de *ptomaïnes*.

Toute viande altérée est, d'une manière générale, plus ou moins dangereuse pour le consommateur ; elle lui cause des phénomènes toxiques tels que vomissements, diarrhées intenses, malaise général, etc.

On a cité des cas d'intoxication par la viande altérée de mouton, de bœuf, de vache, de veau, par la volaille, par le poisson, les vieux fromages décomposés, les vieilles conserves ou des conserves mal préparées.

C'est surtout avec les préparations de charcuterie que les accidents sont les plus fréquents, notamment avec les boudins et les saucisses ; cette dernière intoxication porte le nom de *botulisme*.

C'est par centaines qu'on l'a observée dans certains pays comme l'Allemagne, parce que les boudins et saucisses n'y sont soumis qu'à une température insuffisante pour détruire pendant leur préparation les germes qui causent la putréfaction. De plus, on y fait entrer des substances qui se décomposent vite, telles que du lard, de la graisse, de la mie de pain, ou du sang de bœuf déjà en décomposition pour donner plus d'arome, ou enfin des viandes plus ou moins fraîches. On a aussi la fâcheuse habitude de manger ces produits presque crus ou même tout à fait crus.

C'est en effet, ici comme toujours, la cuisson suffisante et suffisamment prolongée de la viande qui peut seule préserver de ces empoisonnements d'origine alimentaire.

## SIXIÈME CONFÉRENCE

# DES BOISSONS ALCOOLIQUES

### L'ALCOOLISME.

L'*alcool* fait la base de toute boisson fermentée.

Il est d'une grande importance, au point de vue hygiénique, de savoir si l'homme en état de santé doit user de boissons fermentées, et quelle est la dose d'alcool qu'il convient de ne pas dépasser.

L'alcool, sous une forme ou sous une autre, est entré depuis des siècles dans l'alimentation de l'espèce humaine. Une expérience pratiquée sur une aussi vaste échelle paraît démontrer que, pris à dose modérée, l'alcool ne trouble pas le jeu des organes et n'abrège pas sensiblement la durée de la vie.

Il est certain, d'un autre côté, que dans tous les pays il existe des individus qui se privent complètement de liqueurs fermentées et qui jouissent d'une santé parfaitement égale, sinon supérieure, à celle des consommateurs d'alcool. On pourrait même ajouter que les tables de mortalité rédigées par les compagnies d'assurances anglaises paraissent accorder une vie beaucoup plus longue aux individus qui s'abstiennent totalement de boissons alcooliques.

Le froid est-il combattu par les boissons alcooliques ? Sur ce point, la réponse de tous les auteurs est absolument négative. Les voyageurs qui ont abordé les régions circumpolaires sont tous d'accord pour déclarer que l'alcool, le vin et la bière ont une action nettement défavorable par les grands froids, et que l'excitation passagère qu'ils procurent est promptement suivie par une dépression très marquée. Les guides, dans les Alpes suisses et à Chamounix, se prononcent à l'unanimité contre l'emploi des liqueurs fortes pour leurs courses d'hiver; ils se bornent à prendre un peu de vin. Enfin les baigneurs de Dieppe, qui ont à passer de longues heures dans l'eau, ont également constaté que l'alcool leur est très nuisible.

La chaleur peut-elle, au contraire, être utilement combattue par les liqueurs fortes ? Le contraire est presque universellement admis, et l'expérience des chirurgiens anglais dans les Indes établit que le soldat européen marche et travaille d'autant mieux, par les grandes chaleurs, qu'il a moins fait usage de liqueurs fortes.

Le travail physique est-il facilité par l'alcool ? En thèse générale, les ouvriers qui sont appelés à développer beaucoup de force musculaire constatent qu'il est préférable de s'abstenir de liqueurs fermentées. Les pugilistes anglais, pendant l'entraînement, s'en privent complètement.

Cependant il paraît démontré qu'une faible quantité d'alcool, environ 50 grammes, relève les forces chez un homme fatigué, surtout lorsqu'on y ajoute un peu de nourriture solide.

Le travail intellectuel est-il facilité par les alcooliques ? Cette question est difficile à résoudre. On peut dire, d'une manière générale, que l'alcool stimule l'imagination et semble augmenter la rapidité de la pensée. On peut ajouter que, après une grande fatigue cérébrale, cet agent semble relever les forces intellectuelles. Mais il est certain que, lorsqu'il s'agit de calcul, de logique ou de jugement, l'abstinence est ici préférable à l'usage

L'alcool paraît réussir à certains tempéraments nerveux, délicats, fatigués par la vie agitée et le travail excessif que nous impose la civilisation.

Cependant il n'est pas douteux que, dans l'immense majorité des cas, c'est l'abus et non les privations des boissons fermentées qui est à craindre.

En résumé, il est incontestable qu'à l'époque actuelle et dans la partie du monde que nous habitons, l'alcool est la source d'un grand nombre de maladies, ainsi que nous le verrons tout à l'heure, qu'il affaiblit l'esprit et le corps chez la plupart de ceux qui en font abus, et que, s'il n'existait pas, ce serait un grand bienfait pour l'humanité.

Il n'en est pas moins vrai que nous avons là, sous la main, un agent d'une grande puissance, et que l'abus qu'on en fait habituellement ne doit pas nous en interdire l'usage.

Les boissons alcooliques sont variées; celles qui sont usitées dans nos pays sont presque exclusivement le *vin*, la *bière*, le *cidre*, les *eaux-de-vie* et *rhums*, et les *liqueurs*.

Quant aux corps désignés en chimie sous le nom d'*alcools*, ils sont chaque jour plus nombreux. Communément on désigne sous le nom d'alcool, l'*alcool éthylique*, $C^2H^6O$.

*Vin.* — Le vin est le jus fermenté du raisin. Il contient de l'alcool, de la glycérine, des acides libres, du sucre, du tannin, des tartatres alcalins, des matières colorantes, des chlorures, sulfates et phosphates, certains éthers dont l'ensemble forme le bouquet. La composition moyenne du vin rouge est la suivante, d'après M. Armand Gautier :

| | |
|---|---|
| Eau | 869 |
| Alcool (en volume) | 100 |
| Alcools divers, éthers et parfums | Traces |
| Glycérine | 6,50 |
| Acide succinique | 1,50 |
| Matières albuminoïdes, grasses, sucrées, gommeuses et colorantes | 16 |
| Tartrate de potasse | 4 |
| Acides acétique, propionique, citrique, malique, carbonique | 1,50 |
| Chlorures, bromures, iodures, fluorures, phosphates de potasse, de soude, de chaux, de magnésie, oxyde de fer, alumine, ammoniaque | 1,50 |
| | 1.000,00 |

Il entre ordinairement dans le vin 80 à 92 parties d'eau, 7 à 15 ou 16 pour 100 d'alcool; l'extrait sec, qui contient la glycérine, l'acide succinique, le chlorure de potassium, le tannin, quelques autres matières minérales, les matières colorantes et l'albumine, compte en général pour 15 à 50 grammes pour 1000.

Le degré alcoolique moyen des vins en France est en moyenne de 9.

Les vins sont rouges ou blancs. La matière colorante existe d'abord à l'état insoluble dans l'enveloppe des grains, puis passe en solution dans l'alcool; si on soutire de suite le liquide, on aura du vin blanc.

Le vin comme l'alcool excite le tube digestif et les centres nerveux; par ses sels (4 à 5 grammes par litre), il contribue à réparer les pertes de l'organisme.

On a généralement l'habitude en France de boire du vin mêlé d'eau; c'est là, sans doute, une boisson saine et agréable, mais à la condition que le mélange se fasse au moment même du repas. En effet, l'eau et le vin, mêlés longtemps d'avance, donnent un breuvage insipide et plat et qui ne conserve de toutes les qualités du vin qu'une saveur légèrement aigrelette. C'est l'*abondance* qu'on prodigue dans nos collèges. On comprend que dans ces conditions l'oxygène dissous dans l'eau se porte sur les éléments sapides et aromatiques du vin et les détruit ou les modifie profondément, comme l'a démontré M. Berthelot. Le vin n'est plus alors une boisson excitante et tonique.

*Bière.* — La *bière* est une liqueur alcoolique produite par l'action d'un ferment spécial (levure de bière) sur la décoction d'orge germée.

L'addition de houblon a pour but d'augmenter la sapidité de la bière et d'en faciliter la conservation.

La bière est une liqueur extrêmement complexe.

Les différentes bières contiennent une quantité d'alcool variant entre 2,5 et 8 pour 100. La bière agira donc par son alcool; mais, de plus, les principes amers et aromatiques qu'elle contient ont une action tonique marquée, et les 40 et 50 grammes de substances diverses renfermées dans un litre de ce liquide constituent un aliment réel.

*Cidre.* — Dans certains pays, en Picardie, en Normandie, par exemple, la population boit à peu près uniquement une liqueur fermentée faite avec des pommes ou des poires : les pommes donnent le *cidre* et les poires le *poiré*. Le cidre contient de 5 à 8 pour 100 d'alcool et le poiré de 6 à 9 pour 100. Ces boissons sont donc moins riches en alcool que le vin ; comme, de plus, elles renferment moins de tannin, elles se conservent mal et sont d'une digestion difficile.

*Koumys.* — Le *koumys* est le produit de la fermentation alcoolique du lait de jument. Il se prépare surtout dans les steppes des Kirghises.

Nous donnons ici une liste des principales boissons spiritueuses usitées dans diverses régions du globe.

Les Indous boivent de l'*arrack* préparé avec le riz ou la noix d'arec, et du *toddy* préparé avec la noix de coco. Les Chinois et les Japonais boivent du vin de riz que les premiers appellent *samchou* et les seconds *sacie*. Les habitants de la Grèce et de la Turquie boivent du *raki*, liqueur préparée avec le riz. Les Mexicains ont pour boisson nationale le *pulqué*, qui se prépare avec l'*agave amaricana*. Les Américains du Sud ont le *chica*, qu'on tire du maïs. Les Russes et les Polonais boivent de l'eau-de-vie de pomme de terre qu'on appelle *vodki*. Les habitants de l'Abyssinie ont une liqueur fermentée qu'ils tirent du millet. Les habitants des îles du Pacifique ont une liqueur qu'ils appellent *kaoua*. Dans l'intérieur de l'Afrique, on fait grand usage d'une sorte de bière que les indigènes appellent *pombé*.

*Eaux-de-vie.* — On appelle ainsi des boissons alcooliques dont le degré varie de 38 à 61. Elles sont de provenances très diverses.

L'eau-de-vie proprement dite, autrefois la seule connue en France, est le résultat de la distillation du vin, notamment du vin blanc ; elle porte le nom, suivant les régions, de *cognac*, *fine champagne*, etc.

On consomme aussi des eaux-de-vie de marcs de raisin, de cidre ou calvados, et de fruits (kirsch, eau-de-vie de couetsche, etc.).

*Alcools industriels.* — Ils proviennent de la distillation de substances pouvant céder de l'alcool ; celui-ci est alors coloré, aromatisé convenablement, après avoir été amené au degré de dilution voulu.

L'alcool qui en forme la base est extrait, par distillation, du riz, du maïs, du sarrasin, du blé, du millet, du seigle, de l'orge, de l'avoine, des haricots, pois, lentilles (alcools de grains), des pommes de terre, des betteraves, des mélasses.

L'alcool éthylique qu'on en retire après rectification constitue aujourd'hui l'alcool pur absolu.

*Liqueurs.* — Toutes les liqueurs, de quelque nom qu'on les décore, « ont pour base essentielle l'alcool, le sucre et l'eau, auxquels on ajoute comme accessoires diverses substances aromatiques qui déterminent le nom de la liqueur, et dont le nombre varie à l'infini ».

Les liqueurs les plus en usage en France ont les degrés alcooliques ci-après :

| | |
|---|---|
| Absinthe suisse . . . . . . . . . . . . . . . | 70° |
| Chartreuse jaune . . . . . . . . . . . . . . | 43° |
| Bitter français . . . . . . . . . . . . . . . | 42° |
| Bénédictine. . . . . . . . . . . . . . . . . | 34° |
| Trappistine. . . . . . . . . . . . . . . . . | 34° |
| Curaçao . . . . . . . . . . . . . . . . . . | 32° |

## ALCOOLISME.

A dose élevée et prolongée, l'alcool constitue un poison; il produit alors dans la santé une série de troubles, dont l'ensemble est désigné sous le nom d'alcoolisme chronique ou plus simplement d'*alcoolisme*.

L'*ivresse* passagère, exceptionnelle, due à l'absorption rapide d'une dose exagérée d'alcool ne laisse aucune trace dans l'organisme. Il n'en est pas de même de l'*alcoolisme chronique*, qui dégrade irrémédiablement et à la fois le moral et le physique.

Voyez un alcoolique invétéré : ses mains tremblent, il a peine à s'en servir, l'estomac digère mal, l'appétit est éteint, les aliments sont difficilement tolérés; le foie devient malade, cirrhotique comme on dit; les facultés intellectuelles s'affaiblissent et quelquefois l'aliénation mentale termine le cours de ces désordres. Le *delirium tremens*, le suicide, terminent fréquemment le cours de cette déchéance progressive dont les effets se répercutent jusque sur la descendance de l'alcoolique, dont les enfants sont fréquemment atteints de diverses affections nerveuses, telles que l'épilepsie.

Il va de soi que l'intoxication alcoolique sera d'autant plus prompte et plus intense que la quantité d'alcool absorbée sera plus élevée et plus fréquemment prise.

Ce n'est généralement pas avec du vin, de la bière, du cidre qu'on devient alcoolique, au moins si ces boissons sont pures, en raison de leur faible degré alcoolique, mais avec des eaux-de-vie et des liqueurs. Celles-ci, en effet, nous venons de le voir, renferment sous un petit volume une grande quantité d'alcool. C'est à force de *petits verres* d'eau-de-vie, c'est à force de verres d'absinthe ou d'autres liqueurs *soi-disant apéritives*, qu'on prend l'habitude de boire à toute heure de la journée et qu'on devient peu à peu alcoolique.

L'alcool éthylique naturel, qui forme la base de toutes les boissons alcooliques, et que le bon vin ou l'eau-de-vie de vin doit renfermer seul, est de moins en moins fréquent en France, à mesure que notre production de vin a diminué. On utilise surtout aujourd'hui les alcools industriels.

Outre l'alcool éthylique, la distillation fournit une certaine quantité d'impuretés de l'alcool qu'on désigne sous le nom d'alcools dits supérieurs (alcool propylique $C^3H^8O$, alcool butylique $C^4H^{10}O$, alcool amylique $C^5H^{12}O$), de l'aldéhyde et des produits divers.

Ces impuretés passent soit au commencement, soit à la fin de la distillation, l'alcool éthylique passant au milieu; elles ont un goût désagréable, ce sont les *mauvais goûts de tête et de queue*. Il est possible d'en débarrasser les alcools et d'obtenir l'alcool éthylique seul, mais à force de difficultés de temps et d'argent. Aussi livre-t-on généralement à la consommation des alcools impurs, dont le degré d'impureté est en général au maximum dans l'alcool de pommes de terre, puis dans ceux de betteraves, de mélasses et de grains.

La production totale de l'alcool est considérable en France, comme en témoigne ce tableau pour 1885 :

| | | | |
|---|---|---|---|
| Alcool de | mélasses. . . . . . . | 728 523 | hectolitres. |
| — | grains. . . . . . . . | 567 768 | — |
| — | betteraves. . . . . . . | 465 451 | — |
| — | marcs. . . . . . . . | 43 853 | — |
| — | vins. . . . . . . . . | 23 240 | — |
| — | cidres. . . . . . . . | 20 908 | — |
| — | fruits. . . . . . . . . | 7 680 | — |
| — | divers. . . . . . . . . | 7 091 | — |
| | | 1 864 514 | hectolitres. |

Les eaux-de-vie de vin, de marcs et de cidre, sont aussi devenues en réalité de l'alcool industriel dilué, coloré artificiellement et aromatisé à l'aide d'essences dites *bouquets de rhum*, *bouquets de cognac*, etc., essences complexes et d'une très grande toxicité.

Les liqueurs sont aussi fabriquées à l'aide des mêmes procédés ; elles se composent de mauvais alcools d'industrie, aromatisés à l'aide de substances très odorantes et qui sont en réalité des essences toxiques.

Le vin lui-même est devenu un mélange qui, contrairement à ce qu'il serait s'il était naturel, peut déterminer l'alcoolisme même à dose assez modérée. En effet, le vin à bon marché n'est plus jamais naturel ; il est additionné de mauvais alcools, d'alcools d'industrie impurs.

On l'étend d'abord d'eau, ce qui constitue le *mouillage*, son volume ainsi augmenté, on le vine pour relever son degré alcoolique et le *vinage* se fait la plupart du temps avec des alcools industriels non rectifiés, impurs.

D'autres falsifications viennent encore l'altérer, parmi lesquelles le *sucrage*, le *plâtrage*, le *salicylage*, la *coloration artificielle*.

Le *sucrage* a pour but d'élever la proportion d'alcool du vin en ajoutant à la vendange du sucre qui entre en fermentation et produit de l'alcool. Pour cela ou bien on ajoute au moût 20 à 24 pour 100 de sucre (procédé Gall), ou bien l'on arrose d'eau sucrée le marc sortant du pressoir, on laisse fermenter, on soutire, et on ajoute aux autres portions du vin (procédé Petiot). Malheureusement, au lieu de sucre de canne, on se sert ordinairement de mauvais glucoses commerciaux, impurs et dégageant des alcools supérieurs nocifs pendant la fermentation.

Les vins mouillés doivent être forcément remontés en *couleur* ; on le fait à l'aide de matières colorantes végétales ordinairement inoffensives, comme le sureau, mais souvent aussi avec des couleurs dérivées de la houille ; le nombre est aujourd'hui considérable (plus de cent) de ces couleurs, toutes toxiques, qui sont ainsi utilisées.

Le *plâtrage* consiste à ajouter à la vendange dans la cuve, et par couches alternant avec le raisin, du plâtre dans la proportion de 2 kilogrammes par 100 kilogrammes de vendange. On rend ainsi la fermentation plus rapide et complète, on relève l'acidité, la coloration devient plus intense et vermeille, le vin se clarifie et sa conservation est facilitée. Mais le sulfate de chaux ainsi introduit dans le moût décompose le bitartrate de potasse qui existe naturellement dans le jus du raisin, et donne du sulfate neutre de potasse, corps purgatif et irritant, et du sulfate acide de potasse, corps caustique et nocif. L'ingestion de ce vin détermine des accidents gastriques et intestinaux, et tous les hygiénistes et les médecins sont d'accord pour demander qu'on ne tolère le plâtrage qu'à la dose maximum de 2 grammes par litre.

Quant au *salicylage* il a pour but de faciliter la conservation du vin en arrêtant la fermentation ; il a surtout pour effet d'en masquer les altérations ; l'acide salicylique est trop dangereux dans l'alimentation pour que l'hygiène admette une pareille pratique.

L'alcoolisme augmente en France, bien que la production du vin y ait beaucoup diminué. La quantité d'alcool consommé en 1830 était de 1 lit. 12 par tête ; en 1845, elle était de 3 lit. 85, variant de 13 lit. 40 dans la Seine-Inférieure à 60 centilitres dans la Savoie. Par contre, on buvait en 1873, 119 litres de vin par tête et seulement 76 en 1885.

En 1875, on comptait en France 1 débit de boissons par 109 habitants; en 1885, il existait (sans compter Paris) 375 145 débits de boissons, 1 par 54 habitants, sur 1 par 46 habitants dans le Nord, 1 par 66 habitants dans la Seine-Inférieure.

C'est dans les départements à bière et à cidre que l'alcoolisme est le plus accusé, mais il progresse partout en France à mesure que les alcools d'industrie deviennent meilleur marché.

Quelles sont, d'autre part, les conséquences de cet accroissement de la consommation de l'alcool ? En 1860, sur 100 aliénés il y en avait 8 à 9 dont la folie était due à l'alcoolisme ; en 1885, il y en avait 16 pour 100. En 1876, 489 morts accidentelles pouvaient être rapportées à l'alcoolisme; en 1885, on comptait 538 de ces décès. Il en est de même pour les suicides par alcoolisme qui ont été en 1885 au nombre de 868, soit 11 pour 100 des suicides. On sait aussi que la criminalité est incomparablement plus élevée dans les départements où la consommation de l'alcool est la plus forte.

## SEPTIÈME CONFÉRENCE.

# LES MALADIES CONTAGIEUSES

Qu'est-ce qu'une maladie contagieuse ou transmissible? Exemple. une maladie type dont la transmission est expérimentalement facile. Le charbon, expériences de M. Pasteur.

Indication rapide des principales maladies contagieuses de l'homme; voies de transmission : l'air, l'eau, l'appareil respiratoire, l'appareil digestif.

S'il est une classe de maladies pour lesquelles la préservation, quand elle est bien entendue, peut surtout devenir efficace, c'est assurément celle des *affections contagieuses*, auxquelles il conviendrait mieux de donner le nom, plus général et mieux justifié, de *maladies transmissibles*; aussi leur étude est-elle proprement du ressort de l'hygiène.

Ces maladies évoluent d'une façon toute spéciale; elles naissent dans un foyer plus ou moins restreint d'abord, peuvent se propager ensuite par des modes de dissémination variables et frapper les habitants de toute une contrée ou de tout un continent; puis, après avoir exercé leurs ravages, elles s'éteignent complètement ou imparfaitement, pour renaître plus tard, quand les conditions seront de nouveau favorables à leur éclosion ou à leur dissémination.

Les anciens, frappés de l'allure en apparence si étrange des maladies contagieuses, leur avaient attribué un caractère spécial de mystère et d'obscurité. La science moderne, mieux avisée, a déterminé d'une façon rigoureuse leur genèse et leur mode de propagation et, en les dépouillant du voile mystérieux qui les enveloppait, elle nous a appris à les prévenir ou à les mieux combattre.

De tout temps on a eu une tendance marquée à attribuer l'origine des maladies transmissibles à un contage animé, à des organismes inférieurs vivant en parasites chez les sujets infectés. La découverte des infusoires par Leuwenhoeck parut donner une base sérieuse à ces simples vues de l'esprit. Les belles recherches de M. Pasteur sur les fermentations ont introduit dans le problème un élément nouveau et décisif. Il démontra que l'air atmosphérique est le réceptacle d'une infinité de germes vivants qui, par leur multiplication si active, déterminent les phénomènes de fermentation et de putréfaction.

Ces notions sont non seulement intéressantes au point de vue doctrinal, mais leur portée pratique n'est pas moindre, et c'est à ce point de vue surtout qu'elles regardent l'hygiéniste.

Tout ce qui touche à ces maladies dites aussi, et avec tant de raison, *maladies populaires*, offre un puissant intérêt, non seulement au point de vue de l'histoire de la médecine, mais encore au point de vue social et à celui de l'histoire générale de l'humanité. La peste d'Athènes décrite par Thucydide; les grandes pandémies bibliques; la peste noire, célèbre par les récits de Boccace; la lèpre au moyen âge; la petite vérole au commencement du siècle dernier; de nos jours le choléra, sont de grands événements qui intéressent l'histoire à un plus haut degré que les révolutions et les batailles. C'est une vérité devenue banale aujourd'hui que les armées en campagne perdent plus de soldats par les maladies et les épidémies que par le feu de l'ennemi. C'est à l'hygiène à prévenir l'éclosion de ces maladies, à en arrêter les progrès, une fois qu'elles se sont développées.

Mais, sans entrer dans le détail, ce qui par-dessus tout prouve l'action directe et énergique qu'exercent l'hygiène et tous les auxiliaires dont elle dispose, sur le développement des maladies infectieuses, c'est l'histoire même de ces maladies, et surtout de celles qui, après avoir affligé l'humanité, ont finalement disparu devant les progrès du bien-être et de la civilisation. La peste, la grande maladie populaire de l'antiquité et du moyen âge, a quitté définitivement l'Europe et son ancien foyer classique, l'Égypte; elle n'apparait plus que de temps à autre dans quelques points limités de l'Orient. La suette anglaise, cette terrible maladie qui, née en Angleterre à la suite de la désastreuse guerre civile des Deux-Roses, a décimé tout le nord-est de l'Europe au milieu du seizième siècle, a définitivement disparu du cadre nosologique. Si la pratique de la vaccination se faisait avec toutes les précautions que la science recommande, il ne serait plus question de la petite vérole.

Ces exemples, qu'il serait aisé de multiplier, prouvent surabondamment que si les maladies infectieuses et contagieuses sont l'un des plus cruels fléaux de l'humanité, ce sont aussi les maladies sur lesquelles nous avons le plus de prise pour en arrêter les progrès et peut-être même pour en détruire définitivement les germes.

Il faut maintenant passer en revue le mode de transmission des grandes maladies contagieuses, et indiquer les précautions à prendre pour les prévenir. Mais avant nous avons à étudier une maladie microbienne type dont la transmission est expérimentalement démontrée, afin de fixer l'opinion qu'il convient aujourd'hui de se faire sur ces maladies et sur les moyens d'établir leur prophylaxie. Nous prendrons comme exemples le charbon et les expériences de M. Pasteur sur cette affection.

Le *charbon* ou *sang de rate* est une maladie qui peut frapper le mouton, le bœuf, le cheval, mais particulièrement le mouton; elle fait de grands ravages dans les troupeaux et causait autrefois chaque année aux agriculteurs des pertes considérables.

Si un mouton vient à succomber à cette affection, et qu'on porte une goutte de son sang sous le champ du microscope, on y aperçoit, au milieu des globules sanguins, une multitude de petites baguettes mesurant quelques millièmes de millimètres de largeur, beaucoup moins larges que longues, transparentes et réfringentes comme du verre, immobiles entre les globules. Ces organismes, découverts par M. Davaine, sont les *bactéridies* du charbon, cause vraie et intime de la maladie (voir fig. 33).

Si en effet l'on prend quelques gouttes du sang rempli de bactéridies de ce mouton qui vient de mourir du charbon et qu'on l'injecte sous la peau d'un animal sain, au bout de vingt-quatre heures ce dernier aura succombé, avec tous les symp tômes de la maladie charbonneuse; son sang, examiné au microscope, renfermera une très grande quantité des mêmes micro-organismes.

M. Pasteur a ensuite montré que, si l'on isole la bactéridie des

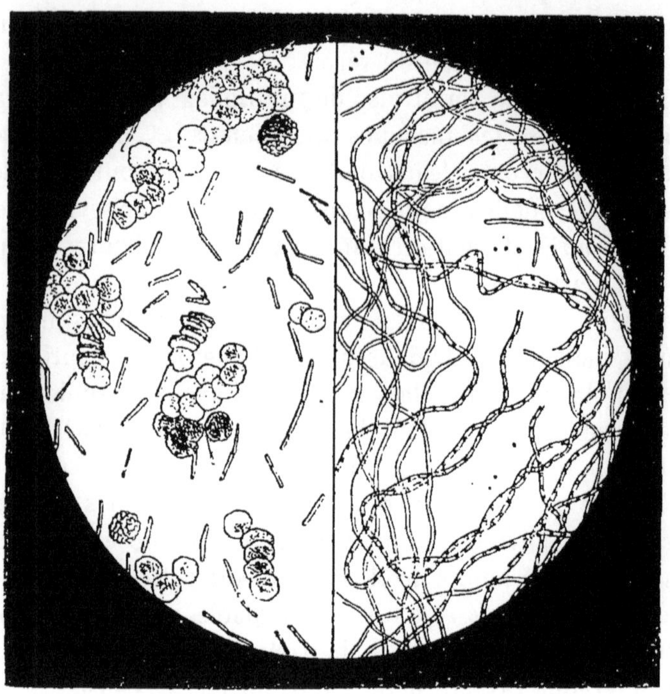

Fig. 35. — Bactéridie du charbon : à droite, cultivée dans du bouillon de veau; à gauche, dans le sang d'un animal mort charbonneux (Duclaux).

divers éléments du sang auquel elle est associée et qu'on la fasse vivre dans un milieu nutritif approprié, tel que du bouillon de veau, on l'y voit fructifier et s'y multiplier en grande abondance. Si, en outre, on injecte sous la peau d'un mouton sain une goutte de ce bouillon, goutte qui renferme quelques centaines de bactéridies, le mouton succombe aussi au bout de 24 heures avec les symptômes de la maladie charbonneuse, et l'on trouve son sang rempli de millions de bactéridies. D'où nous conclurons que c'est bien la bactéridie charbonneuse qui est la cause de la maladie du charbon ; c'est en se développant, en se multipliant dans le sang, qu'elle fait la maladie et tue l'animal.

Nous dirons ainsi que l'animal qui a reçu l'injection du sang renfermant la bactéridie charbonneuse a subi artificiellement la contagion de la maladie. Il importe donc, si l'on veut se rendre compte des modes de cette contagion, de suivre de proche en proche le développement de la bactéridie elle-même.

Dans le milieu nutritif où on la place, la bactéridie charbonneuse ne reste pas longtemps isolée ; les baguettes se placent bout à bout et ne tardent pas à former de longs filaments enroulés, enchevêtrés comme des pelotons de fils embrouillés; puis de petits corps ronds transparents apparaissent à l'intérieur de ces filaments, et ce sont ces corps ronds qui resteront seuls, lorsque les filaments auront bientôt disparu. Or, ces corps ronds constituent les *spores*, la graine de la bactéridie charbonneuse, qui ont été découvertes et bien étudiées par M. Robert Koch.

Si l'on prend une goutte de ce bouillon, lorsqu'il ne renferme plus que des spores, et qu'on la porte dans un bouillon neuf de même nature, les spores ne tarderont pas à germer et à donner naissance à des baguettes charbonneuses, celles-ci à des filaments qui se chargeront à leur tour de spores; le même effet se reproduira indéfiniment.

La différence essentielle entre les bactéridies proprement dites et leurs spores, en dehors du pouvoir reproducteur de celles-ci, c'est que, tandis que les bactéridies sont détruites par la dessiccation, le froid, la chaleur de l'eau bouillante, etc., les spores résistent à la plupart des causes de destruction et restent intactes, pouvant attendre le moment favorable pour germer. De même que le grain de blé enseveli dans les tombeaux des Pharaons conserve, après des milliers d'années, son pouvoir de germination et germe lorsqu'il se trouve en présence de conditions favorables, de même la spore de la bactéridie charbonneuse résiste aux agents destructifs et se conserve pendant des années.

Mais si, comme l'a fait M. Pasteur, on arrose des fourrages avec du bouillon de culture qui renferme des spores charbonneuses et qu'on donne ces fourrages à manger à des moutons, ceux-ci ne tarderont pas à ressentir les symptômes de la maladie charbonneuse; abattus, leur sang sera rempli de bactéridies charbonneuses, parce que les spores auront trouvé dans l'animal un terrain favorable à leur germination, jusqu'à amener la mort de celui-ci.

C'est donc la spore charbonneuse qui est bien l'agent de la contagion du charbon. Comment se fait cette contagion, en dehors de la voie expérimentale que nous venons de rappeler?

Lorsqu'un mouton est atteint de charbon, il perd à ses derniers moments du sang par les naseaux et surtout avec son urine; lorsqu'il est mort, il se ballonne et du sang sort également par les naseaux, l'anus, etc.; le sol en est tout souillé autour du cadavre. Au contact de l'air, les bactéridies que renferme ce sang se transforment en filaments puis en spores. Si un mouton sain vient alors lécher les endroits souillés par les excrétions du premier, brouter l'herbe qui en a été imprégné, il avale ainsi les spores qui s'y trouvent en grand nombre et il ne tardera pas à contracter la maladie, puis à en mourir. De là cette mortalité si considérable par le charbon qui décime parfois les troupeaux en certains pays.

Cette contagion se produit surtout dans les endroits où l'on a enfoui les moutons charbonneux, si l'on n'a pas pris de précautions spéciales pour y détruire promptement leurs cadavres. Ce sont les *champs maudits* que redoutaient tant autrefois les propriétaires de troupeaux de moutons.

M. Pasteur a montré que les vers de terre qui se trouvent dans le sol où ces moutons ont été enfouis avalent les spores charbonneuses et, parvenus sous certaines conditions climatériques ordinaires à la surface du sol, ils les rendent, incorporées aux tortillons, c'est-à-dire aux petits cylindres de terre, à ces très fines particules terreuses que les vers déposent à la surface du sol après les rosées du matin ou les pluies. Les plantes du sol en sont souillées facilement et les moutons peuvent ainsi aisément avaler ces spores qui causeront bientôt leur mort.

Ainsi, voilà bien une maladie transmissible, dont la cause est un parasite microscopique, un microbe, la bactéridie charbonneuse. C'est lui-même qui est ici l'objet de la transmission, de la contagion par transport de l'animal ou du cadavre charbonneux à l'individu sain.

M. Pasteur a découvert le moyen de préserver les animaux du charbon. Cette préservation s'appelle la *vaccination charbonneuse*. Le charbon causait autrefois aux agriculteurs de certaines contrées de la France, parmi lesquelles la Beauce venait au premier rang, des pertes énormes; ceux d'entre les agriculteurs qui ont, depuis quelques années, fait pratiquer la vaccination charbonneuse sur leurs troupeaux de moutons (c'est à cet animal plus spécialement frappé par le charbon que s'applique surtout la vaccination), ont vu leurs pertes réduites à une proportion insignifiante.

Le rôle des *microbes*, de ces infiniment petits auxquels les découvertes immortelles de M. Pasteur ont fait jouer un rôle si considérable dans la propagation des maladies transmissibles, mérite d'être envisagé avec soin, si l'on veut se rendre compte des conditions de la vie à la surface de la terre.

Si l'on prend une infusion végétale de foin ou de quelque autre substance, bien bouillie pour la débarrasser de tout élément vivant, qu'on la dépose après décantation dans un vase de verre très transparent et qu'on l'expose à l'air pendant vingt-quatre ou quarante-huit heures, on verra le liquide devenir louche et trouble. Il se sera peuplé de germes vivants, de microbes, que le microscope permettra aisément de reconnaître. Bientôt et quelles que soient leurs formes, bâtonnets, points ronds ou elliptiques, on les verra s'étrangler en un point, se séparer et donner naissance à de nouveaux êtres par segmentation. Un seul deviendra bientôt l'origine de milliers et de milliers d'autres. Ils constitueront les *microbes* proprement dits, vivant à la manière de tout être créé.

Dans cette infusion ou ce bouillon ils sont nés par suite de la chute de quelques-uns d'entre eux, leurs congénères, qui peuplaient l'air avec lequel l'infusion ou le bouillon étaient en contact; car si nous avions fermé le col du ballon après ébullition, le liquide serait resté indéfiniment clair; il a suffi de laisser l'air entrer pour voir la vie y apparaitre et les microbes se multiplier.

Or, les microbes ou germes vivants existent partout, dans l'air, l'eau, le sol, à la surface de nos vêtements, en nombre d'autant plus grand que l'on se trouve dans une localité plus habitée. Ils président en particulier aux phénomènes de la fermentation, de la putréfaction et à la genèse et à la transmission des maladies humaines et animales.

Prenons, par exemple, la fermentation alcoolique sur laquelle repose la préparation du vin, de la bière, etc. Lorsqu'un liquide sucré se transforme en liquide alcoolique, un abondant dégagement de gaz s'effectue pendant cette transformation avec décomposition du sucre en alcool et acide carbonique. Or, M. Pasteur a fait voir que, dans la *fermentation*, un germe infiniment petit, la *levûre*, attaque le sucre du moût de raisin ou du moût de bière; il se multiplie dans des proportions considérables, il a bientôt consommé tout le sucre de ces liquides, en le dédoublant en acide carbonique et alcool; la fermentation alcoolique de ces liquides n'est donc autre chose que le résultat de la vie et la multiplication de l'infiniment petit qui a nom levûre. Cette levûre emprunte au sucre de ces moûts l'oxygène qui est nécessaire à sa vie, à sa multiplication, et pour cela dédouble le sucre en alcool, qui reste dans le liquide, et acide carbonique, qui se dégage.

De même, lorsqu'un morceau de viande se putréfie à l'air, lorsqu'il prend l'aspect et l'odeur caractéristiques qui accompagnent ce phénomène, c'est l'œuvre, le résultat du développement des microbes contenus dans cette viande et qui l'attaquent, la désagrègent en y vivant et s'y multipliant.

L'introduction et le développement dans nos organes de certaines espèces de ces microbes altèrent leur fonctionnement et y déterminent la production d'un ensemble de symptômes qui constituent l'entité morbide à laquelle nous donnons le nom spécial d'une affection déterminée. Sorti de notre organisme, le microbe, cause de la maladie, peut reproduire celle-ci sur les organismes qui l'absorbent à leur tour par voie de transmission directe ou indirecte.

Les recherches que nous rappelions tout à l'heure à propos du charbon ont été poursuivies avec succès pour un grand nombre de maladies transmissibles ; elles ont conduit à la découverte d'un micro-organisme spécifique pour plusieurs d'entre elles et, par analogie, on admet aujourd'hui que les maladies transmissibles ont pour caractère commun d'être produites par la présence dans l'organisme malade de l'homme ou des animaux, d'un parasite microscopique, d'un microbe, spécial à chacune d'elles, et qui, en vivant dans l'organisme, en s'y multipliant, fait la maladie. La contagion, ou pour mieux dire la transmission, car toutes les maladies transmissibles ne le sont pas par contact, sera ainsi causée par le transport du microbe, autrement dit du micro-organisme pathogène, de l'individu malade à l'individu sain.

Certaines affections, il est vrai, n'ont pas pour cause un microbe à proprement parler, c'est-à-dire un organisme de dimensions microscopiques, susceptible de se reproduire dans un milieu de culture approprié, solide, liquide ou gazeux ; il est des maladies, telles que la gale, la teigne, etc., qui sont dues à la présence de parasites presque visibles à l'œil nu et d'une organisation plus élevée ou moins rudimentaire que celle des microbes. Nous devrons donc dire plus justement :

« Dans une maladie transmissible, la cause est toujours un *parasite microbe ou non*, et la contagion est toujours le passage du parasite qui fait la maladie, de l'individu malade à l'individu sain. »

Aussi faut-il considérer deux classes de maladies transmissibles : 1° les maladies transmissibles à microbes (parasitaires microbiennes) ; 2° les maladies transmissibles sans microbes (parasitaires non microbiennes).

La contagion, qu'on visait seule autrefois, était considérée comme ne pouvant être que directe ou immédiate, indirecte ou médiate.

Dans le premier cas, l'individu qui contractait la maladie avait approché celui duquel il la tenait ; dans le second cas, l'individu contagionné n'avait pas approché directement le malade. Aussi était-il alors souvent bien difficile d'en reconnaître l'origine.

Aujourd'hui on admet très justement que le germe, le parasite, microbien ou non microbien, de la maladie transmissible, s'introduit dans l'organisme par trois voies principales :

1° L'appareil digestif;

2° L'appareil respiratoire;

3° Une solution de continuité de la peau ou des muqueuses, soit par inoculation accidentelle.

D'autre part, si le parasite s'introduit par la voie digestive, c'est qu'il était primitivement contenu dans les aliments, principalement, nous le verrons plus loin, dans l'eau de boisson ; s'il parvient dans l'organisme par la voie respiratoire, c'est qu'il se trouvait dans l'air inspiré. *La transmission se fait donc par les aliments, par l'eau, par l'air ou par inoculation accidentelle de la surface cutanée ou muqueuse.* Nous verrons, à propos de quelques maladies transmissibles plus directement intéressantes pour l'homme, comment ces données générales peuvent être prouvées.

HUITIÈME CONFÉRENCE.

# MALADIES TRANSMISSIBLES

Teigne, gale, fièvres éruptives, variole, rougeole, scarlatine, tuberculose.

Parmi les maladies qui sont le plus fréquentes à l'école, parce qu'elles y trouvent des moyens faciles et nombreux de transmission, on remarque principalement la teigne, la gale, les fièvres éruptives, la diphtérie, la rougeole, la variole, la scarlatine, la coqueluche, les oreillons, la tuberculose. Ce sont celles qu'il importe de surveiller avec le plus de soin.

*Teignes.* — De toutes les maladies du cuir chevelu les teignes sont les plus dangereuses. Elles sont de trois sortes : 1° la teigne faveuse, 2° la teigne tonsurante, 3° la teigne pelade.

D'après M. Lailler, elles offrent les caractères suivants :

1° *Teigne faveuse.* — Elle peut être limitée ou s'étendre à toute la surface de la tête.

« Dans cette maladie, les cheveux deviennent ternes, comme poudrés; ils sont plus clairsemés.

« Elle est constituée par de petites croûtes d'un jaune clair, en godet, à bords relevés, qui peuvent se réunir et s'étendre sur toute la tête; il n'y a pas de suintement; leur surface est sèche, comme poussiéreuse; on dirait une éclaboussure de plâtre; il y a des démangeaisons; la tête exhale une odeur toute particulière, que l'on a comparée à celle de la souris. Si on fait tomber les croûtes avec un peu d'huile ou un cataplasme, on trouve au-dessous la peau rouge, luisante et dépourvue de cheveux.

« Si la maladie a duré longtemps, les cheveux ne repoussent plus et la tête présente des surfaces pour toujours dépourvues de cheveux.

« 2° *Teigne tonsurante.* — Elle est très contagieuse, caractérisée par des plaques rondes siégeant sur la tête, isolées ou réunies par groupes; leur surface est grisâtre, sèche et recouverte de pellicules; les cheveux sont cassés ras, d'où le nom de tonsurante, parce que la place malade ressemble un peu à la tonsure des ecclésiastiques .... Il y a des démangeaisons; la maladie se développe lentement, sournoisement; en même temps, on voit quelquefois sur la peau, dans le voisinage de la tête, au cou, au front, à la figure, plus rarement sur d'autres parties du corps, des plaques rosées où la surface de la peau est farineuse, et qui s'étendent par leurs bords; leur grandeur varie depuis celle d'une pièce de cinquante centimes jusqu'à celle d'une pièce de deux francs et plus. A la tête, les plaques sont plus faciles à constater chez les bruns que chez les blonds.

« Les personnes qui prennent soin des enfants atteints de cette maladie ne la gagnent pas à la tête, mais quelquefois aux bras et aux mains où elle forme des plaques d'*herpes circiné.* Dans une famille où il y a plusieurs enfants, l'un peut l'avoir à la tête, un autre à la figure seulement ou ailleurs; dans ce dernier cas elle n'est pas grave; mais il est plus habituel que tous soient atteints à la tête.

« Cette affection est longue, difficile à guérir; elle peut durer des années; elle est de beaucoup la plus commune des teignes, et il est certains établissements d'éducation qui ne peuvent s'en débarrasser.

« Heureusement elle guérit presque toujours sans laisser de traces, et les cheveux repoussent aussi vigoureusement qu'auparavant.

« 3° *Pelade.* — Elle est caractérisée par des places arrondies sans croûtes ni écailles, où les cheveux, maigres, ternes, tombent avec la racine à la moindre traction et laissent une surface nette. La peau où les cheveux sont tombés est habituellement lisse et brillante; on l'a comparée à la surface de l'ivoire; on dirait que la place atteinte a été pelée, d'où le nom de pelade.... Il n'y a souvent que deux ou trois plaques, qui peuvent s'étendre, et en se réunissant, dénuder de larges surfaces.

« Cette maladie est moins longue que la précédente, mais elle a peut-être des conséquences plus sérieuses :

« 1° Elle peut se reproduire au bout d'une ou plusieurs années de guérison;

« 2° Il n'est pas rare qu'elle laisse des traces indélébiles de son passage, et que sur une ou plusieurs places les cheveux ne reparaissent plus, tandis que dans la teigne tonsurante ils repoussent toujours.

Les trois variétés de teigne ont un caractère majeur commun: elles sont *contagieuses*, c'est-à-dire que l'enfant teigneux communique son affection à ses camarades. La teigne faveuse et la teigne tonsurante sont très contagieuses, la tonsurante surtout; la pelade l'est beaucoup moins. « Il y a même beaucoup de médecins, et des plus compétents, qui pensent qu'elle ne se communique pas; mais il y a des exemples incontestables de transmission de la maladie à plusieurs enfants dans les établissements d'éducation. » Pour quelques auteurs certaines formes de pelade ne seraient pas contagieuses.

Comme nous l'avons vu au cours de la septième conférence, toute maladie contagieuse suppose déjà un parasite. Dans la pelade, le parasite n'est pas connu; mais dans les teignes faveuses et tonsurantes il est parfaitement déterminé; c'est un *champignon*, une sorte de moisissure, qui attaque le cheveu et se loge dans l'excavation d'où naît celui-ci. En passant de la tête du malade, du teigneux, sur la tête de l'individu sain, ce parasite effectue la contagion de la teigne et détermine chez ce nouvel individu l'apparition de la maladie.

« Il semble bien établi que c'est par les coiffures, par l'usage commun des peignes et des brosses, que les teignes se transmettent dans les écoles et dans les familles. Ce qui porte même plus à le croire, c'est qu'elles sont beaucoup plus fréquentes chez les garçons, qui sont plus turbulents que les filles, qui mettent souvent les coiffures les uns des autres, qui sont moins soigneux. »

Contre les affections contagieuses du cuir chevelu, et en particulier contre les teignes, M. Lailler recommande les précautions suivantes :

« Tenir les cheveux courts chez les garçons, tout le temps de leurs études, et même chez les filles jusqu'à l'âge de sept ou huit ans ;

« En faire fréquemment l'inspection ;

« Dans les écoles où il y a des internes, chacun doit avoir sa brosse, son peigne et sa brosse à peigne, qui doit toujours être très propre ;

« Tout enfant infecté de teigne doit aussitôt être soumis à l'examen du médecin ;

« Le teigneux est écarté de l'école jusqu'à guérison complète, et ne doit être réadmis que sur un certificat du médecin attestant cette parfaite guérison. »

*Gale.* — La gale est une affection de la peau produite par la présence d'un parasite animal, un *acare* (fig. 54). Sa femelle creuse sur la surface cutanée une sorte de galerie où elle se loge et pond ses nombreux œufs, rapidement développés.

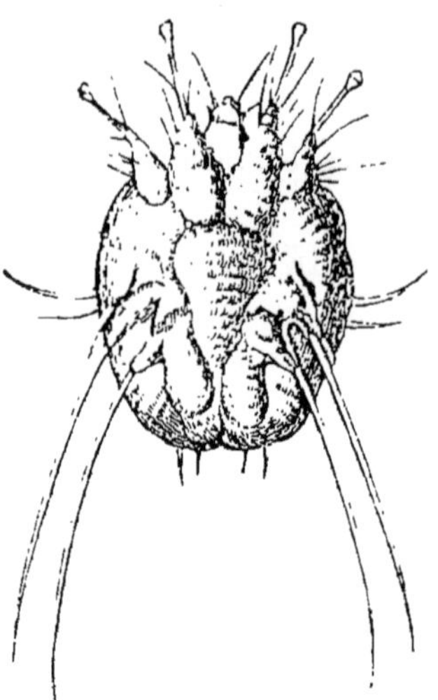

Fig. 54. — Acare de la gale.

Cette affection est contagieuse par le passage du parasite du corps du galeux sur le corps de l'individu sain. Elle débute aux mains et pourrait envahir tout le corps si on ne l'arrête pas.

Comme elle détermine de vives démangeaisons avec éruptions diverses, il faut surveiller avec soin les personnes qui éprouvent des démangeaisons ; le médecin ne tardera pas à reconnaître si celles-ci lui sont dues. De simples soins de propreté, l'application de pommades spéciales, quelques bains, notamment des bains sulfureux, suffisent pour la guérir.

## FIÈVRES ÉRUPTIVES.

*Variole.* — La variole ou petite vérole est l'une des plus contagieuses et des plus graves des fièvres éruptives; elle a été, pendant de longs siècles, une des plus grandes calamités pour l'espèce humaine et ça été le triomphe de la médecine prophylactique de trouver un moyen sûr et commode de se mettre à l'abri de cette maladie.

Grâce à l'*inoculation* d'abord, ensuite et surtout à la *vaccine* (voir la *Neuvième conférence*), la science possède actuellement un procédé certain de conférer l'immunité vis-à-vis de la variole, pourvu toutefois que l'on ait soin de se conformer à quelques précautions, malheureusement trop souvent négligées. De là résulte que la variole n'est pas encore actuellement ce qu'elle devrait être dans nos pays, une maladie définitivement éteinte. De là ces nombreuses et récentes épidémies qui ont au moins eu ce résultat de faire cesser une sécurité excessive qui conduisait tout droit à la négligence.

L'agent contagieux, quand il se propage par la voie aérienne, consiste probablement en particules très fines, provenant des produits de sécrétion de l'éruption et tenues en suspension dans l'air. Le contage varioleux semble assez pesant et ne paraît pas pouvoir être transporté par l'air à une assez grande distance.

Le poison varioleux est très tenace et peut rester longtemps fixé à des objets inertes (murs d'une maison, meubles, vêtements, instruments), sans rien perdre de sa puissance. De là aussi l'extrême ténacité de la maladie qui, malgré l'énergie des moyens préventifs, s'éternise parmi nous et existe toujours dans les villes, du moins à l'état sporadique.

Quand un sujet, ayant déjà eu la variole, la gagne une seconde fois, le plus souvent il ne présente qu'une forme mitigée de la maladie, dans laquelle l'éruption n'arrive pas à suppuration; c'est la *varioloïde*. Même dans ce cas par conséquent, si la première atteinte ne confère pas une immunité absolue, au moins donne-t-elle une immunité relative. C'est sur cette notion fondamentale que repose la pratique de l'inoculation et de la vaccination (voir la *Neuvième conférence*).

*Rougeole.* -- La rougeole frappe rarement deux fois de suite le même individu, quoique des faits authentiques d'une seconde atteinte aient été signalés.

Le contage aérien de la rougeole semble aussi peu diffusible que celui de la variole. Ce fait semble résulter spécialement de la relation de Panum aux îles Féroë. Ces îles forment un groupe de 16 îles séparées les unes des autres par des courants marins souvent dangereux. Il a été facile d'y suivre pas à pas le contage. Aucun cas ne se manifesta sans que l'individu atteint n'eût été en contact très proche avec un malade; c'est à la suite de cohabitation, de visites dans la chambre d'un malade, que la contamination s'accomplissait, et l'isolement de quelques maisons a suffi à préserver leurs habitants.

Il serait puéril, à notre sens, d'exiger à l'égard de la rougeole une prophylaxie individuelle trop sévère; souvent lorsqu'on prescrit l'isolement, l'enfant est déjà en puissance de rougeole; cette maladie se transmet, en effet, dès la période d'invasion, avant l'apparition de l'éruption, et si par l'isolement on parvient à sauvegarder un enfant pendant une ou plusieurs épidémies, il n'en sera pas moins presque fatalement exposé à toutes les chances d'une contagion ultérieure; une première atteinte ne met pas toujours à l'abri du mal. Mais il n'en est pas de même dans les établissements publics, où la transmission de la rougeole, si elle se généralise, peut déterminer une grave explosion de la maladie

*Scarlatine.* — Au lieu de provenir de l'Orient, comme la variole et la rougeole, la scarlatine semble une affection européenne. C'est particulièrement une maladie anglaise. Elle sévit cruellement à Londres, et elle a une part très importante dans la mortalité générale de cette ville, où elle varie de 2 000 à 6 000, tandis qu'à Paris, année moyenne, elle n'occasionne qu'une centaine de morts.

Jamais cette maladie ne naît spontanément; toujours elle est engendrée par contagion. C'est un fait dont on a pu surtout s'assurer pour les contrées reculées, pour les îles lointaines et peu en communication avec le continent.

La réceptivité pour la scarlatine est loin d'être aussi grande que pour la rougeole. Presque tous les humains ont payé leur tribut à cette dernière maladie. La plupart échappent à la scarlatine. La contagion s'opère par le contact médiat ou par la voie miasmatique, c'est-à-dire par l'air chargé de particules volatiles virulentes. Un très court séjour auprès ou dans le voisinage des sujets contaminés suffit pour l'infection. Des objets inanimés (lettres, châles, linges de corps, pianos) peuvent servir d'intermédiaire. Des personnes saines, sans être atteintes de la maladie, ont pu être des agents de transmission de la scarlatine. Il est prouvé que les squames, les lamelles épidermiques, lors de la période de desquamation, sont douées de l'aptitude virulente. Le contage est d'une grande ténacité; des appartements, des lits évacués depuis trois mois, ont déterminé des infections nouvelles.

La prophylaxie de la scarlatine mérite une sollicitude toute spéciale; en effet, nous avons vu que, contrairement à ce qui se passe pour la rougeole, tout le monde ne subit pas la scarlatine. La réceptivité pour la maladie est faible en dehors de l'enfance, quoique cependant elle soit loin d'épargner toujours les adultes. Il y a donc à écarter des jeunes enfants les dangers de la contagion de la scarlatine, auxquels ils auront grande chance d'échapper plus tard par le seul fait de leur âge plus avancé. La gravité de la maladie est un motif de plus de chercher à y soustraire les jeunes sujets. Lors donc qu'un cas de scarlatine se déclare dans une famille, et surtout dans une école, il est essentiel d'isoler le malade; le plus sage, s'il s'agit d'un établissement public et que plusieurs cas se succèdent rapidement, sera de fermer momentanément l'école, pour éviter une épidémie qui toujours, même dans les conditions les plus favorables, compte des cas malheureux.

*Diphtérie* (*angine couenneuse, croup*). — La diphtérie est une affection éminemment contagieuse. Elle participe à cet égard de toutes les particularités de la variole, par exemple en ce sens qu'un cas des plus bénins peut transmettre les formes les plus graves, absolument comme d'une varioloïde légère peut naître une variole mortelle.

La diphtérie procède habituellement par épidémie.

La contagion, pour s'effectuer, nécessite le contact ou l'inoculation. C'est le plus souvent par le transport des particules provenant des fausses membranes et déposées soit à la surface des muqueuses, soit sur la peau dénudée, que la transmission s'effectue. Il suffit de rappeler à ce sujet le tribut payé par le corps médical à cette redoutable affection. Le contage de la diphtérie est peu diffusible. Cette affection nous offre le type des épidémies habituellement circonscrites. La population de certaines fermes a été anéantie au voisinage d'habitations épargnées; en ville même, elle frappera parfois exclusivement les personnes réunies en un même appartement, ménageant le reste de la maison et de la rue.

Au point de vue de la prophylaxie, nous n'insisterons que sur deux points : d'une part, étant donnée la nature éminemment contagieuse du mal, la nécessité de recourir à tous les moyens d'isolement et de désinfection que nécessitent toutes les maladies infectieuses. D'un autre côté, ces mesures préventives doivent s'appliquer non seulement aux cas graves (croup confirmé, diphtérie maligne), mais encore aux formes légères, douteuses, puisque nous savons qu'elles sont capables d'engendrer les formes les plus pernicieuses.

Rappelons enfin qu'une première atteinte du mal ne confère pas l'immunité.

*Coqueluche.* — La coqueluche récidive très rarement; elle est éminemment contagieuse; aussi est-elle très commune. Caractérisée par des accès de toux composés de plusieurs quintes, séparées par une reprise d'une nature tout à fait caractéristique, elle est très facile à reconnaître.

*Oreillons.* — C'est là aussi un mal très contagieux, fréquent, consistant dans le gonflement de la partie du cou située derrière la mâchoire inférieure, au-dessous de l'oreille.

*Tuberculose.* — Nous avons déjà eu l'occasion de parler de la tuberculose à propos des viandes dangereuses (voir la *Cinquième conférence*); cette affection frappe également la plupart des espèces animales. C'est assurément la maladie la plus répandue aujourd'hui. Elle cause, sous ses diverses formes, le cinquième à peu près du nombre total des décès dans les grandes villes.

C'est généralement l'appareil respiratoire qui est atteint chez l'homme, d'où le nom de *poitrinaires* donné à ceux qui en sont affectés; on lui donne aussi dans ce cas le nom de *phtisie pulmonaire*, phtisie signifiant consomption, c'est-à-dire l'un des traits les plus distinctifs de la maladie. Car on sait que le phtisique s'amaigrit, perd ses forces et peut aller jusqu'aux dernières limites de l'affaiblissement, en toussant et crachant abondamment.

La tuberculose est due à la présence d'un parasite microscopique, d'un microbe spécial, découvert par Robert Koch. Lorsque ce microbe atteint le poumon de l'homme, l'ulcération et la destruction des tissus amènent l'expulsion au dehors de crachats qui renferment, en grande quantité, les microbes caractéristiques, spécifiques, de la maladie.

Ces crachats renferment ainsi l'agent de la transmission; projetés à terre, sur les linges, les draps du malade, etc., ils se dessèchent et les poussières formées vont disperser les bacilles qu'elles renferment. Si nous venons à respirer l'air qui les porte, nous sommes menacés d'absorber à notre tour ces microbes et de les faire pénétrer dans nos poumons où ils produiront la maladie, pour peu que nous présentions à cet égard les prédispositions nécessaires, encore bien mal connues.

La tuberculose est donc éminemment transmissible; de plus l'air expiré par le phtisique ne renferme pas de bacilles; ses crachats seuls en renferment. Il en résulte qu'il importe au plus haut point, si l'on veut arrêter la progression croissante de cette redoutable maladie, de ne jamais laisser se dessécher les crachats expectorés par les tuberculeux; il faut leur recommander, par exemple, de cracher dans des vases remplis d'un liquide désinfectant ou qu'on porterait promptement à l'ébullition. Le bacille de la tuberculose est en effet assez peu résistant à la chaleur : par l'ébullition, on stérilise les crachats en quelques minutes.

## NEUVIÈME CONFÉRENCE.

# VACCINATION, REVACCINATION

Mortalité par la variole. — Mesures de préservation, prophylaxie, désinfection, propreté corporelle.

Les mesures de préservation applicables aux maladies transmissibles comprennent : 1° la déclaration de ces maladies à l'autorité chargée de prendre les mesures sanitaires ;

2° La vaccination préventive à l'égard des maladies dont on connaît le vaccin ;

3° L'isolement, autant que possible, des sujets atteints ;

4° La désinfection sous toutes ses formes.

### DÉCLARATION DES MALADIES TRANSMISSIBLES

Il n'est pas de mesures plus importantes ni plus urgentes que celle de l'information officielle des cas d'affections transmissibles. Dès qu'une personne se trouve en présence d'un malade atteint d'une de ces affections, il est de son devoir d'en prévenir immédiatement l'autorité. Il appartient au médecin qui constate la maladie ou le décès de s'empresser de faire cette déclaration. La déclaration d'un certain nombre de maladies contagieuses est devenue *obligatoire* par l'*art. 15 de la loi* du 30 novembre 1892, *sur l'exercice de la médecine*.

Une fois l'autorité officiellement informée de l'existence d'une maladie épidémique, elle doit envoyer immédiatement sur les lieux des agents de l'administration sanitaire pour s'enquérir des mesures à prendre afin d'en empêcher la transmission, et elle doit se préoccuper en même temps d'assurer l'exécution rapide et complète de ces mesures.

### VACCINATION ET REVACCINATION

S'il s'agit d'une maladie dont le vaccin est connu, telles que la variole, la rage, pour ce qui concerne les maladies humaines, le premier soin est de faire procéder, en cas de rage, à la vaccination, à l'Institut Pasteur, de la personne mordue, et, en cas de variole, de vacciner toutes les personnes qui ont approché le malade, ou mieux encore, de procéder à la vaccination ou à la revaccination de tous les habitants de la localité.

Les succès obtenus par les inoculations antirabiques sont aujourd'hui indéniables ; ils permettent même d'espérer que les doctrines et les méthodes qui ont permis à M. Pasteur de les déterminer amèneront tôt ou tard la découverte du vaccin pour d'autres maladies humaines.

La rage n'étant pas comprise dans le programme officiel de ces conférences, nous ne nous occuperons que de la vaccination et de la revaccination varioliques.

« En voyant la terreur qui s'emparait de toutes les classes de la société à chaque épidémie de variole, dit Franck, on ne s'étonnera assurément point de tous les efforts qu'on a faits pour mettre des limites à un aussi grand fléau.... Aussi les hommes, pour apaiser du moins un ennemi qu'ils ne pouvaient vaincre, se livrèrent volontairement entre ses mains par l'*achat* et l'inoculation de la variole. » Lorsqu'une épidémie était bénigne, pour acquérir le bénéfice même de cette bénignité, les parents avaient coutume d'acheter à prix d'argent l'avantage d'exposer leurs enfants, qui n'avaient pas encore eu la variole, à la contagion. Mais on devine tous les inconvénients de cette méthode ; la variole ne se gagne pas ainsi à volonté, et souvent, au lieu de l'affection bénigne qu'on recherchait, on provoquait une forme grave et mortelle.

L'*inoculation* constitua un progrès énorme ; on sait qu'elle se pratiquait de temps immémorial en Chine, en Géorgie et dans l'Orient; importée en Europe par Lady Montague, elle ne tarda pas à s'y répandre rapidement, malgré de vives oppositions, et, à la fin du siècle dernier, elle était généralement pratiquée, tant en Angleterre que sur le continent. Cette pratique, qui a fourni de précieux résultats, repose sur deux faits d'observation : d'une part, qu'une première atteinte de la variole, si bénigne qu'elle soit, confère généralement l'immunité; d'autre part, que le fait de l'*inoculation* de la variole, c'est-à-dire la pénétration brusque et artificielle du virus dans une économie non préparée à son évolution, donne habituellement naissance à une forme très mitigée, très atténuée de la maladie, surtout si le virus qu'on choisit comme variolifère est recueilli, par une sorte de sélection, sur un individu atteint lui-même d'une variole bénigne.

L'inoculation a été un véritable bienfait pour l'humanité et elle serait encore actuellement d'un usage courant, si elle n'avait été détrônée par une méthode bien supérieure, *la vaccine*.

C'est à Jenner que revient tout l'honneur de cette admirable découverte et, grâce à ses efforts persévérants, la vaccine remplaça rapidement l'inoculation.

La vaccine est la maladie développée chez l'homme par l'inoculation du virus du cow-pox de la vache. Voici, sous forme d'aphorismes, quelques propositions importantes :

1° Le meilleur préservatif de la variole est la vaccine;

2° Dix ans après la première vaccination, il est sage de procéder à la revaccination; si elle échoue, y revenir tous les ans;

En temps d'épidémie de variole, revacciner indifféremment tout le monde;

3° Il est utile de se faire revacciner tous les dix ans;

4° Comme la vaccination et la revaccination sont des mesures d'utilité publique, elles doivent être obligatoires.

D'ailleurs la vaccination est chaque jour plus répandue, depuis surtout qu'on l'exige pour l'entrée dans les écoles primaires et dans les diverses administrations publiques et qu'on pratique la vaccination régulièrement chez tous les soldats.

Les deux procédés les plus usités aujourd'hui sont : la vaccination jennérienne ou de bras à bras et la vaccination animale.

Dans le premier cas, on recueille le vaccin dans les boutons vaccinaux d'un enfant en pleine éruption de vaccine, du cinquième au huitième jour, et on inocule séance tenante d'autres enfants avec cette lymphe vaccinale. Ou bien on conserve le vaccin du premier enfant sur des plaques ou dans de petits tubes capillaires, afin de pouvoir s'en servir quelque temps après.

Il faut avoir soin de choisir comme enfant vaccinifère un sujet absolument sain, la vaccine pouvant transmettre certaines affections que pourrait avoir cet enfant. Aussi préfère-t-on de plus en plus l'emploi du vaccin animal directement recueilli sur une génisse présentant des boutons de cowpox. Ce vaccin peut aussi se conserver dans des pâtes ou liquides appropriés pour être expédiés plus ou moins loin.

Les bienfaits de la vaccination et de la revaccination sont évidents ; les statistiques abondent pour les prouver (fig. 35); choisissons-en quelques-unes.

La vaccination est obligatoire en Prusse *dans l'armée* depuis 1834. A son arrivée au corps, chaque individu est vacciné ou revacciné. Dans la *population civile*, la vaccination était, jusqu'en 1875, ce qu'elle est en France, c'est-à-dire absolument libre, laissée au gré de chacun. Comparons les chiffres de décès par variole dans l'armée prussienne et la population civile de 1835 à 1870 :

De 1835 à 1845, il y a eu annuellement en moyenne 30 morts par variole dans l'armée ; de 1845 à 1852, 0 ; de 1852 à 1863, 1 ; de 1863 à 1870, 2 à 3.

Pendant ce temps, la population civile, non soumise à l'obligation de la vaccine, perdait, de 1847 à 1870, en moyenne annuelle 3 000 individus par variole !

En 1870-1871, 1 200 000 soldats allemands vaccinés ou revaccinés sont entrés en France, au moment où sévissait une épidémie de variole des plus graves qui, à Paris seulement, a fait, en 1870, 10 549 victimes, en 1871, 2 777, et fit mourir 23 469 soldats dans l'armée française. Pendant cette même période, l'armée allemande d'invasion ne perdit que 314 hommes par variole.

Ajoutons que de 1874 à 1887, l'armée allemande n'a perdu

qu'un seul soldat de variole. C'est à cette époque (1874) qu'une loi ordonna la vaccination en Allemagne pour tous les enfants

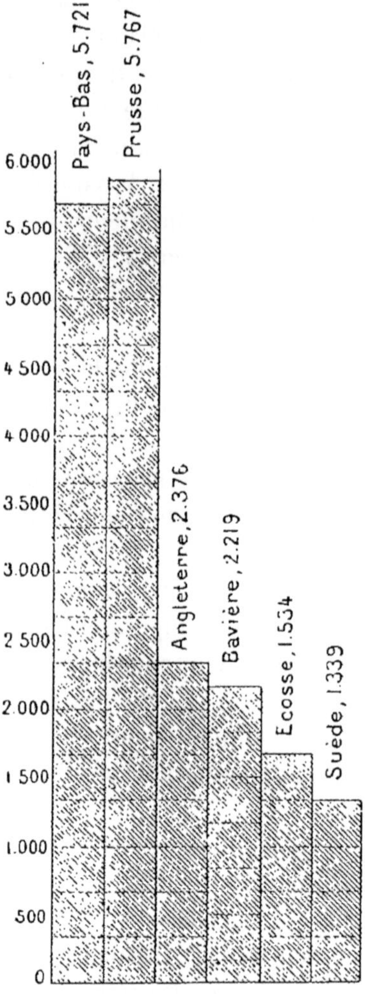


Fig. 35. — Proportion de décès par la variole, en cinq ans, de 1868 à 1873, dans divers pays d'Europe (par millions d'habitants).
Vaccination obligatoire pour l'Angleterre, la Bavière, l'Écosse et la Suède.
Vaccination non obligatoire pour les Pays-Bas et la Prusse.

dans la première année de la vie et la revaccination à partir de l'âge de onze ans. Aujourd'hui la variole est devenue une maladie extrêmement rare en Allemagne à tel point qu'elle ne figure plus dans les statistiques mortuaires sommaires.

A Berlin, avant la promulgation de la loi rendant la vaccination et la revaccination obligatoires, la mortalité par variole était de 160 par 100 000 habitants ; en 1880, il n'y en avait plus que 0,81; 4,474 en 1881; 0,45 en 1882 et 0,55 en 1883.

A Paris, sous un régime absolument différent, les statistiques des morts par variole, sur 100 000 habitants pendant la même période, sont les suivantes :

En 1880, 108,91 décès varioliques par 100 000 habitants ; en 1881, 49,48 ; en 1882, 29,65 ; en 1883, 20,4.

Voici ce que la variole nous coûte en France.

On vaccine ou revaccine dans l'armée, avons-nous dit, tout homme arrivant au corps ; le service étant obligatoire pour tous, il y a là une garantie réelle contre la variole ; aussi notre armée, — c'est là une nouvelle preuve de l'efficacité des vaccinations, — est-elle loin aujourd'hui des tristes chiffres mortuaires de 1870-1871.

De 1872 à 1880, le nombre des morts par variole n'a été que de 514 sur un effectif de 3 622 659 hommes ; depuis 1880, la mortalité s'est encore abaissée :

1880, 75 décès par variole ; 1881, 41 ; 1882, 42 : 1883, 15 ; 1884, 15 ; 1885, 6 ; 1886, 16 ; et 1887, 18.

Voyons enfin les résultats obtenus dans quelques centres tels que Lyon et Bordeaux, où fonctionnent des instituts vaccinaux.

La vaccination n'est pas obligatoire dans ces villes, mais elle est rendue plus facile, et partant se fait mieux et plus fréquemment.

Or, voici ce qui s'est passé à Lyon : de 1875 à 1884, il mourait en moyenne annuellement 158 individus par variole. En 1884, l'institut vaccinal est créé ; en 1885, il y a 6 décès par variole ; en 1886, 9 ; et en 1887, 9.

A Bordeaux, de 1876 à 1881, la moyenne des décès annuels par variole est de 180. En 1881, l'institut vaccinal se crée. De 1881 à 1888, la moyenne annuelle des décès varioliques tombe à 43.

### ISOLEMENT.

L'isolement pour les affections transmissibles est individuel ou collectif, suivant qu'il s'applique à un individu seul, placé dans sa famille, ou qu'il a pour but de réunir dans un même endroit les malades atteints de la même maladie, ou encore suivant qu'il s'adresse à une collection d'individus séparés des populations qui les entourent.

Dans les premiers, le malade est maintenu dans une pièce spéciale et les personnes appelées à lui donner des soins pénètrent seuls près de lui. Celles-ci ne doivent prendre aucune boisson ni aucune nourriture dans la chambre du malade, ne jamais manger sans s'être lavé les mains avec du savon et une solution désinfectante, se laver fréquemment la figure avec une solution désinfectante, se rincer la bouche, de temps en temps et avant de manger, avec une solution désinfectante.

Quant à la chambre du malade, elle doit être aérée plusieurs fois par jour; les rideaux, tentures, tapis et tous les meubles qui ne sont pas indispensables, ainsi que tous vêtements ou objets de laine inutiles, doivent être enlevés et le lit placé au milieu de la chambre.

Tant que le malade séjournera dans la chambre, les objets qu'elle renferme n'en sortiront pas sans avoir été préalablement désinfectés, surtout s'il s'agit de linge de corps et de literie.

L'indication des désinfectants et des procédés de désinfection à employer suivant les cas sera donnée au paragraphe suivant.

Quant à la durée de l'isolement, elle peut être variable suivant la nature de la maladie transmissible. Elle sera de cinquante jours pour la diphtérie, de quarante jours pour la variole et la scarlatine, de vingt-cinq jours pour la rougeole, la varicelle et les oreillons. Avant de rentrer dans la vie commune, le malade doit prendre un bain savonneux, ou se laver soigneusement s'il ne peut se baigner, et se revêtir de vêtements propres, désinfectés s'il les avait sur lui lorsqu'il a commencé sa maladie.

## DÉSINFECTION.

La désinfection a pour but d'empêcher l'extension des maladies transmissibles en détruisant leurs germes ou en les rendant inoffensifs.

Les maladies transmissibles sont en effet engendrées par des germes provenant d'individus antérieurement atteints, ainsi que nous l'avons vu précédemment; leur propagation peut et doit être évitée au moyen de certaines mesures d'hygiène, parmi lesquelles la désinfection occupe assurément le premier rang.

D'autre part, quelle que soit la théorie adoptée pour expliquer la propagation de ces maladies, il est un fait certain, admis par tout le monde, c'est que les objets salis par les malades renferment de nombreuses causes de transmission.

La destruction des germes pathogènes s'adresse, pour un cas donné, au local occupé par le malade dont l'affection est transmissible, aux objets renfermés dans ce local et surtout aux objets qu'il a souillés par contact médiat ou immédiat. En effet, les maladies transmissibles peuvent se communiquer : par le malade lui-même et son entourage, par les cadavres, par les aliments et par les objets lui ayant servi (meubles, vêtements, linge, etc.), par les personnes qui voient les malades, par les pièces habitées par ceux-ci, par leurs excrétions. De là diverses conditions à remplir, dont les unes pourraient être laissées à la discrétion des particuliers, mais dont la plupart ne peuvent être appliquées que par des personnes expérimentées, d'autant plus que les procédés préconisés pour la désinfection des objets et des appartements ne sont pas sans entraîner des précautions spéciales.

Ces procédés peuvent être groupés sous trois catégories : 1° les fumigations gazeuses; 2° les liquides antiseptiques; 3° la chaleur sous diverses formes.

Les fumigations gazeuses comprennent principalement l'acide sulfureux, le chlore et les vapeurs d'acide chlorhydrique, les vapeurs nitreuses, etc. Seul, l'acide sulfureux a reçu des applications pratiques; les autres produits, que l'on pourrait également employer en fumigations, offrent de graves inconvénients et quelques fois de réels dangers, bien connus de tout le monde et sur lesquels il est inutile d'insister. L'acide sulfureux est recommandé en France, mais de plus en plus abandonné dans un certain nombre de pays étrangers, et tout particulièrement en Allemagne, où la désinfection est cependant très vulgarisée; son emploi a été rejeté par le congrès international d'hygiène de Vienne en 1887. La désinfection par l'acide sulfureux ne doit être considérée que comme un pis aller; elle ne parvient pas à désinfecter les étoffes, tentures et objets mobiliers; elle ne peut offrir d'avantages que pour les surfaces et encore est-il permis de penser que les lavages à l'aide de liquides anti-septiques ou le dégagement de vapeurs désinfectantes donnent, même dans ces cas, des résultats meilleurs. Nous en indiquerons néanmoins l'emploi puisqu'il vaut mieux certainement la pratiquer que de ne rien faire lorsqu'on n'a pas d'autres procédés de désinfection à sa disposition.

*Désinfection par l'acide sulfureux.* — On procède par la combustion de 30 grammes de soufre par mètre cube de l'espace à désinfecter en opérant de la façon suivante :

On colle quelques bandes de papier sur les fissures ou joints qui pourraient laisser échapper les vapeurs sulfureuses;

On fait bouillir sur un réchaud, pendant une demi-heure, une certaine quantité d'eau, de manière à remplir la chambre de vapeur;

Du soufre concassé en très petits morceaux est placé dans des vases en terre ou en fer peu profonds, largement ouverts et d'une contenance d'environ un litre;

Les vases en fer sont d'une seule pièce ou rivés sans soudure;

Pour éviter le danger d'incendie, on place les vases contenant le soufre au centre de bassins en fer ou de baquets contenant une couche de 5 à 6 centimètres d'eau;

Pour enflammer le soufre, on l'arrose d'un peu d'alcool, et on le recouvre d'un peu de coton largement imbibé de ce liquide, auquel on met le feu.

Le soufre étant enflammé, on ferme les portes de la pièce et l'on colle des bandes de papier sur les joints.

La chambre n'est ouverte qu'au bout de vingt-quatre heures.

*Désinfection par les liquides antiseptiques.* — La désinfection des murs crépis, blanchis à la chaux, couverts de papier de tenture sera faite méthodiquement sur toute la surface des parois des chambres et des planchers ou carrelages à l'aide de pulvérisations avec la solution forte de sublimé. On commencera à pulvériser cette solution à la partie supérieure de la paroi suivant une ligne horizontale et l'on descendra successivement de telle sorte que toute la surface soit couverte d'une couche de liquide pulvérisé en fines gouttelettes.

Ce qui fait surtout apprécier dans la pratique les liquides antiseptiques, c'est assurément la facilité de leur emploi. La liste est nombreuse des substances désinfectantes, depuis les essences que les Égyptiens utilisaient déjà avec succès au temps des Ptolémées, jusqu'aux liquides que la chimie moderne a su extraire et dont les nouveaux procédés pour le pansement des plaies ont su tirer tant d'avantages. Cependant cette liste qui s'allonge chaque jour, se rétrécit au contraire, si l'on veut tenir compte des nécessités de la pratique au domicile des contagieux ; c'est à l'acide phénique, aux sels de cuivre, à l'acide borique et au sublimé (bichlorure de mercure) qu'on les réduit généralement. Il va de soi que pour tous les objets que la sulfuration ne peut atteindre, imprégner en quelque sorte qu'avec les plus grandes difficultés et au bout d'un temps relativement long, les liquides antiseptiques doivent lui être toujours préférés. Mais il arrive même que, pour la désinfection des surfaces, on tend aujourd'hui à s'en servir, en raison de cette facilité et de cette rapidité d'exécution que personne ne peut contester à ces liquides.

Les meilleures solutions désinfectantes sont celles de chlorure de chaux, sulfate de cuivre, acide phénique à 5 pour 100, lait de chaux égal en volume à 2 pour 100 et le sublimé en solution acide au millième ou même au deux-millième.

Voici la meilleure façon d'avoir toujours à sa disposition du lait de chaux bien actif :

On prend de la chaux de bonne qualité, on la fait se déliter en l'arrosant petit à petit avec la moitié de son poids d'eau. Quand la délitescence est effectuée, on met la poudre dans un récipient soigneusement bouché et placé en un endroit sec. Comme

1 kilog de chaux, qui a absorbé 500 grammes d'eau pour se déliter, a acquis un volume de 2 lit. 200, il suffit de le délayer dans le double de son volume d'eau, soit 4 lit. 400, pour avoir un lait de chaux qui soit environ à 20 pour 100. Ce lait de chaux doit être fraîchement préparé, on peut toutefois le conserver pendant quelques jours, à la condition de le maintenir dans un vase bien bouché.

Lorsqu'on n'est pas sûr de la qualité du lait de chaux qu'on a à sa disposition, on peut l'essayer en l'ajoutant aux matières à désinfecter jusqu'à ce que le mélange bleuisse rapidement le papier de tournesol.

On ne peut désinfecter par ce procédé que les selles liquides.

*Désinfection par la chaleur. — Étuves à désinfection.* — La chaleur, sous ses diverses formes, a été depuis longtemps reconnue comme l'un des procédés de désinfection les plus efficaces; c'est en tout cas le plus radical et celui que l'on emploierait volontiers d'une manière continuelle et exclusive s'il n'était pas nécessaire, même dans un but de prophylaxie, de ménager les deniers publics et la propriété des particuliers. Les administrations ne peuvent donc se servir de la destruction par le feu que pour des objets sans valeur ou dans des circonstances exceptionnelles. Quant à l'eau bouillante mélangée ou non d'antiseptiques, elle ne peut être utilisée que pour les objets en bois, métal, faïence, porcelaine, etc.; on ne peut l'employer pour les linges souillés de sang ou d'autres substances albuminoïdes, et certains micro-organismes dont les spores résistent à une action trop prolongée de cet agent; enfin, il est tels objets, comme les matelas, certaines étoffes, des vêtements, etc., qu'il ne faut pas songer à y plonger. Aussi s'est-on ingénié à se servir de la chaleur dans des appareils spéciaux, dits *étuves à désinfection*, que l'industrie et au premier rang, l'industrie française est aujourd'hui parvenue à fournir dans des conditions de sécurité des plus remaquables. En effet, grâce aux étuves à désinfection par la vapeur sous pression (fig. 56 et 57), on obtient en quinze minutes, dans tous les points sans exception de l'objet à désinfecter, la température de + 110 degrès centigrades, suffisante pour y détruire tous les microbes spécifiques des maladies transmissibles; l'opération s'effectue dans un temps assez court à une température assez

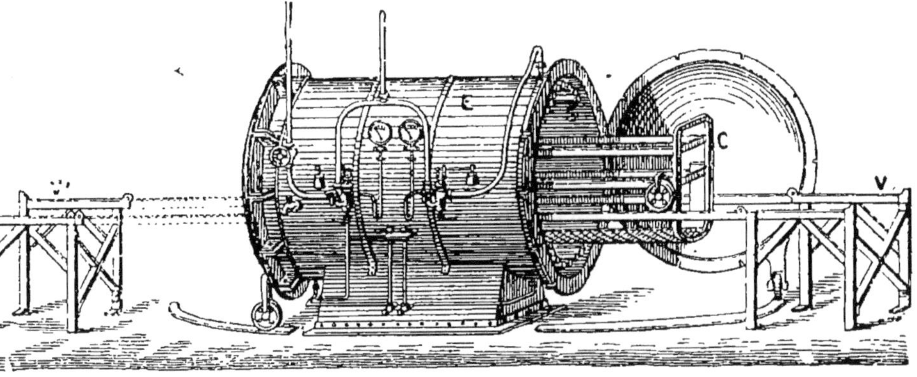

Fig. 36. — Étuve fixe à désinfection par la vapeur sous pression, système Geneste et Herscher.

modérée, sous une pression assez faible et dans des circonstances de sécurité assez grandes pour que les objets soient

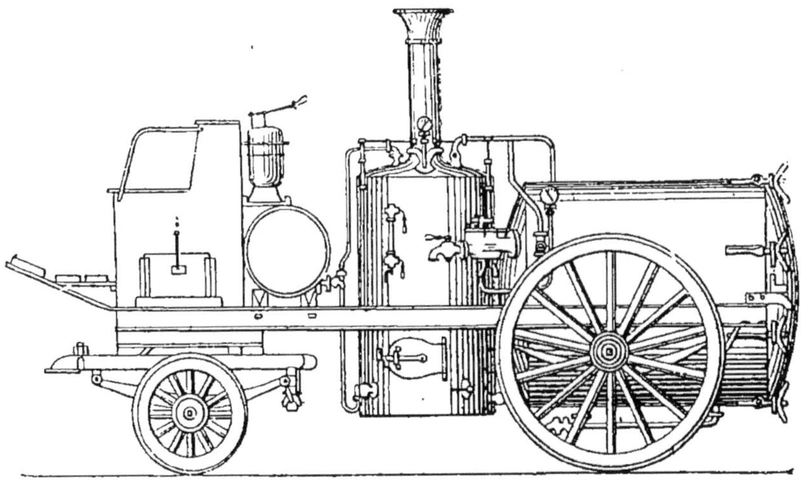

Fig. 37. — Étuve locomobile à désinfection par la vapeur sous pression, système Geneste et Herscher.

réellement désinfectés sans être détériorés. La pratique déjà très multipliée, que l'on possède aujourd'hui en France des étuves à désinfection, soit fixes, soit locomobiles, à vapeur sous pression, démontre leur efficacité absolue, certifiée par les diverses administrations gouvernementales, municipales, hospitalières, etc., qui ont eu à s'en servir.

## PROPRETÉ CORPORELLE.

Les diverses mesures qui précèdent ont pour but et doivent avoir pour effet d'empêcher la maladie de se propager. Il importe aussi de créer à celle-ci un milieu en quelque sorte réfractaire, en assurant en tout temps la propreté de l'individu et celle des habitations ainsi que des localités où il vit.

Les épidémies et les maladies transmissibles naissent, se développent et se propagent surtout dans les milieux malsains et chez les individus malpropres. Dans la prochaine conférence nous traiterons des conditions de salubrité des habitations; occupons-nous maintenant des soins de propreté personnelle.

Une très grande propreté constitue une des conditions essentielles de bien-être et de prospérité. La peau, cet émonctoire si puissant, qui sert, comme on l'a dit, de volant, de régulateur aux combustions internes de notre corps et dont le bon fonctionnement importe tant à l'équilibre de la respiration, doit être maintenue propre par de fréquents lavages. On l'assure davantage par l'emploi de cosmétiques et de bains.

Les *cosmétiques* sont des préparations qui ont pour but d'entretenir, de modifier les fonctions de la peau, et qui ont la prétention d'accroître et de conserver la beauté ou, au moins, d'en fait garder les apparences. Il y a quelques cosmétiques utiles : le savon, par exemple, qui émulsionne et enlève les corps gras de la peau ainsi que les matières qui y adhèrent; les vinaigres de toilette, dont on a le tort d'abuser, rendent cependant des services. lorsqu'ils sont convenablement étendus d'eau; ils nettoyent alors la peau, lui donnent de la fraîcheur, du ton, de la fermeté et peuvent combattre certaines éruptions légères.

On ne saurait trop proscrire l'usage des substances qui, plus ou moins habilement appliquées sur le visage, y créent, selon leur composition, des pâleurs ou des couleurs factices et compromettent d'une manière certaine la souplesse et la vitalité naturelle de la peau.

Plusieurs de ces cosmétiques renferment même des poisons dangereux (mercure, plomb, arsenic, le sous-nitrate de bismuth lui-même). Ces procédés rapprochent nos sociétés civilisées des tribus sauvages, et c'est au moment de leur décadence que les Romains excellaient dans l'art de préparer et d'employer ces agents. Chez les Athéniennes même, qui pourtant connaissaient les ressources de la cosmétique la plus perfectionnée, qui employaient une belle couleur noire (probablement le henné) pour donner plus d'éclat à leurs sourcils, figurait au premier degré, parmi les fards, le redoutable blanc de céruse.

La *propreté de la tête* exige des soins tout particuliers, afin d'éviter l'apparition de ces maladies du cuir chevelu dont il a été question dans la conférence précédente et aussi pour débarrasser la tête d'insectes malpropres, de croûtes, de pellicules, etc.

« Presque chaque jour les parents, dit le docteur Lailler, une fois par semaine au moins, les maîtres ou maîtresses doivent faire l'inspection de la tête des enfants.

« Pour les garçons, un seul coup d'œil suffit ; ils ont habituellement les cheveux courts, et en les relevant avec le pouce qu'on fait glisser dans le sens opposé à celui où ils sont inclinés, on arrive à constater rapidement l'état de la peau de la tête.

« Pour les filles, qui ont les cheveux longs habituellement, il faut en relever la masse sur la tête, de façon à examiner la nuque, qui est le siège de prédilection des poux, qui y trouvent un abri sûr ; puis, avec une tige mousse quelconque, l'extrémité arrondie d'une épingle à cheveux, par exemple, il faut faire une raie de place en place pour voir si la peau est bien nette. Elle doit être d'un gris ardoisé chez les sujets bruns, pâle et légèrement rosée chez les sujets châtains ou blonds.

« Souvent il y a des pellicules chez les enfants mal soignés, surtout sur le haut de la tête ; quelquefois des écorchures et des petites croûtes derrière les oreilles, à leur point d'attache à la peau du crâne. Des soins de propreté, des lavages à l'eau tiède, après lesquels on essuie la peau avec soin, suffisent souvent à faire disparaître ces pellicules. Elles sont entretenues souvent par l'existence de poux; ceux-ci, cachés à la racine des cheveux, peuvent échapper à un examen superficiel; l'existence de leurs œufs, connus sous le nom de *lentes*, est plus facile à constater. Ce sont de petits points gris du volume d'une très petite tête d'épingle, qui adhèrent au cheveu, sur lequel ils sont fixés très solidement par un petit anneau, ce qui les distingue des simples pellicules, qui se détachent au moindre contact de la main, d'une brosse ou d'un peigne. Il importe de surveiller et de faire soigner les enfants qui ont des poux, si on veut éviter que leurs camarades en soient rapidement infestés.

« Des soins de propreté, l'usage habituel du peigne et de la brosse, suffisent pour les préserver.

« L'emploi d'une poudre insecticide, quelques applications d'eau vinaigrée ou d'eau sédative étendue, si les enfants n'ont pas de plaie, suffiront pour les débarrasser. Ces soins devront être continués encore un certain temps après qu'on ne retrouvera plus de poux, jusqu'à ce qu'on soit bien sûr que les œufs, qu'on ne peut détacher qu'avec la plus grande difficulté, ne peuvent plus produire une nouvelle génération. »

## BAINS.

Le nom de *bain* s'applique généralement au séjour plus ou moins prolongé du corps dans un milieu liquide, solide, vaporeux ou gazeux.

Les bains peuvent donc naturellement se classer en *bains liquides, bains d'air chaud, bains de vapeurs, bains de gaz* et *bains solides* et *demi-solides*, comme les bains de marc et de boue.

Les bains liquides peuvent se prendre à diverses températures.

*Bains froids.* — L'eau froide soustrait au corps du calorique, et, lorsqu'elle est courante, le mouvement de l'eau renouvelant constamment le contact, il en résulte un refroidissement plus considérable, ce qui fait qu'en été, lorsque la température des rivières ne s'éloigne pas sensiblement de celle de l'atmosphère, le bain semble toujours frais. En outre, le bain paraît d'autant plus froid qu'on y reste plus immobile. L'impression du froid sur la peau provoque dans tout l'organisme une succession de phénomènes que nous allons passer en revue.

Le premier effet qui se manifeste est une sensation de refoulement des liquides à l'intérieur du corps, accompagnée de suffocation et de gêne de la respiration. La peau se décolore, et il survient de la chair de poule, du frisson, du tremblement. En même temps, le pouls devient dur et serré. A cette sorte d'excitation générale succède bientôt une période de calme; la coloration de la peau revient, et les battements de cœur augmentent de fréquence. Si l'action du froid est prolongée, on voit de nouveau apparaître un frissonnement général, désigné habituellement sous le nom de second frisson. Ce second frisson doit être évité; il indique que le corps est resté trop longtemps exposé au froid, et que ce dernier prend le dessus dans la lutte qui a lieu entre lui et les forces organiques.

Lorsque l'on se retire du bain froid avant ce moment, on éprouve une série de phénomènes à laquelle on a donné le nom de *réaction*. Une sensation de chaleur commence à parcourir les membres, une vive couleur se manifeste à la peau. La respiration devient large et facile, la circulation s'accélère, les muscles acquièrent de la force, on ressent dans tous les organes plus de souplesse et d'énergie qu'avant le bain. La réaction est favorisée par un exercice modéré et par l'élévation de la température du milieu dans lequel elle se fait.

Ces deux conditions sont également utiles avant le bain; mais il est nécessaire que l'exercice n'ait pas été poussé jusqu'à la fatigue; l'économie n'aurait plus la force suffisante pour produire la réaction. Il est bien reconnu aujourd'hui qu'il n'y a aucun danger à se plonger dans l'eau froide lorsque l'on a chaud et que l'on est en sueur. L'usage journalier des *bains russes* et des *bains turcs* en est une preuve suffisante. Ce n'est pas l'état de chaleur et de transpiration de corps qui est à craindre, mais sa trop grande fatigue.

L'immersion, dans ces conditions, a, au contraire l'avantage de mettre fin à cette transpiration en rafraîchissant le corps et en rendant à la peau relâchée par la chaleur toute sa tonicité.

Il est contraire aux principes de l'hygiène d'attendre, le corps à peu près nu, avant de se mettre à l'eau, que la sueur ait disparu; car on se refroidit, et l'organisme est, par suite, moins bien disposé pour que la réaction spontanée se fasse convenablement.

En résumé, un exercice modéré, une température un peu élevée, sont les meilleurs moyens de se préparer à l'immersion dans l'eau froide.

*Bains tièdes.* — Ces bains de 30 à 33°, dont la température peut être très variable suivant l'effet qu'ils produisent sur les divers individus, calment l'excitation nerveuse, et produisent un bien-être général en délassant le corps des fatigues qu'il a pu endurer. Ils portent au sommeil, et, lorsqu'ils sont prolongés et souvent répétés, peuvent amener une certaine débilité.

Leur principal effet est de laver la peau, de la débarrasser des résidus de sécrétion qui la recouvrent. Ils lui restituent sa souplesse et son élasticité; en un mot, ils la rendent plus apte à son fontionnement, si nécessaire au maintien de la santé. Ils constituent donc pour l'hygiène une précieuse ressource. Le bain dit de propreté ne doit pas dépasser 20 minutes.

*Bains chauds.* — Les bains chauds sont ceux dont la température est de plus de 35°. Ils accélèrent les battements du cœur et la vitesse du pouls. Trop prolongés et trop chauds, ils peuvent causer la syncope et l'évanouissement; ils peuvent également provoquer des congestions des organes internes. Les bains trop chauds amènent habituellement, au bout de dix à quinze minutes, la pesanteur de tête, la somnolence, l'étourdissement, le vertige, etc.

L'usage des bains chauds trop fréquents et trop prolongés exerce une influence débilitante sur l'organisme. Au point de vue hygiénique, ils doivent donc être proscrits.

*Des étuves, bains russes, bains turcs, maures,* etc. — Les étuves sont des salles dans lesquelles les malades sont soumis au contact de vapeurs sèches ou humides.

L'*étuve humide*, ou le *bain de vapeur*, est un agent puissant de sudation. La transpiration produite fait subir au corps une perte qui peut atteindre jusqu'à 400 et tout à fait exceptionnellement 800 grammes.

Les bains de vapeur souvent répétés exposent donc l'organisme à des causes d'épuisement. Aussi a-t-on imaginé, pour mettre le corps à même de réagir contre l'état d'épuisement amené par le bain de vapeur, de faire suivre l'application chaude d'une douche froide ou d'un bain froid. C'est cette pratique à laquelle on a donné le nom de *bain russe*.

Les *étuves sèches* sont des salles dont la température est à un degré plus ou moins élevé, et qui peut être poussée jusqu'à 100°. Ces étuves provoquent la transpiration, activent le pouls, échauffent la peau, mais n'agissent pas sensiblement sur la respiration. Ce procédé de balnéation employé négligemment n'est pas exempt de danger.

L'étuve sèche occasionne chez les personnes nerveuses une grande surexcitation. Elle peut, en produisant une certaine excitation cérébrale, provoquer des vertiges ou une syncope.

Comme pour l'étuve humide, il est utile de soumettre le corps, au sortir de l'étuve sèche, à une application froide, et c'est là la base des *bains turcs* et des *bains maures*.

*Hydrothérapie. — Douches, ablutions*, etc. — L'hydrothérapie et ses diverses pratiques sont regardées comme des agents hygiéniques de premier ordre, et adoptées de plus en plus par tous ceux qui ont souci de leur hygiène et de leur santé. C'est que ces pratiques sont faciles et rapidement faites. Elles n'ont pas les inconvénients des divers systèmes de balnéation, de fatiguer quelquefois et de perdre un temps assez long. Administrée sous forme de douche, d'ablution, d'immersion, l'eau froide, pourvu que son application soit de courte durée, donne de la tonicité et de la souplesse aux muscles, et active les diverses fonctions de l'économie.

En été, l'eau froide est d'un précieux secours pour corriger les mauvais effets de la trop grande chaleur; en hiver, elle maintient la chaleur propre en équilibre, en activant les combustions intérieures. Un des grands avantages, en outre, des applications froides quotidiennes, c'est d'habituer le corps à supporter les brusques variations de température.

DIXIÈME CONFÉRENCE.

## CONDITIONS DE SALUBRITÉ D'UNE MAISON

La maison salubre, la maison insalubre.

Pour ce qui regarde les habitations[1], l'hygiène a pour but de les édifier de façon à faire échapper l'homme, le plus possible, aux accidents nuisibles, désagréables, des oscillations incessantes que subissent les propriétés physiques de l'atmosphère... L'idéal de l'habitation serait, évidemment, une création qui soustrairait l'individu, la famille ou les groupes à l'action de ces propriétés, dans une mesure convenable et rien que dans cette mesure, en même temps qu'elle permettrait aux intéressés de jouir de l'intégrité parfaite des propriétés chimiques et biologiques de l'air. Toute l'hygiène de l'habitation est là : trouver les moyens de satisfaire à cette double exigence, ce sera résoudre le problème. (Dr Arnould.)

Une habitation salubre, c'est-à-dire saine, qui contribue a maintenir la santé de ceux qui l'occupent, doit donc avant tout assurer par ses dispositions l'intégrité de l'air qu'on y respire; il n'y doit arriver que de l'air ayant les qualités de l'atmosphère ambiante et toute cause de souillure doit en être immédiatement enlevée, quels que soient les causes et les auteurs de ces

1. Les principales données de cette conférence sont empruntées à une conférence faite par M. le Dr A.-J. Martin au congrès de l'Association française pour l'avancement des sciences, en 1886, à Nancy, sur l'assainissement de l'habitation.

souillures. Ainsi que M. Émile Trélat le dit si justement dans son cours du Conservatoire des arts et métiers, l'hygiéniste connaît les milieux et les régimes, le constructeur connaît les milieux et, faisant à la fois œuvre d'hygiéniste, il doit les approprier à la santé. Or, les cinq facteurs naturels de la santé sont : l'atmosphère, le calorique, la lumière, le sol, les eaux. Il faut connaître les exigences de la santé relativement à ces cinq facteurs. Le constructeur doit savoir renouveler l'atmosphère abritée en aérant les intérieurs, restituer aux matériaux de l'habitation le calorique dispersé pendant la saison froide, expulser le calorique accumulé dans les matériaux de l'habitation pendant la saison chaude, donner accès à la lumière dans les intérieurs abrités, établir et entretenir la salubrité du sol sous-jacent et environnant, aménager l'approvisionnement des eaux et l'ablation des déjections gazeuses, liquides et solides.

A quoi servirait d'élever une habitation d'une belle ordonnance, d'un cachet artistique qui plaise à l'œil, d'en rendre même les dispositions intérieures commodes et agréables, si l'on n'y a pas ménagé une abondante aération naturelle, un éclairage adapté aux fonctions normales de nos yeux, une évacuation immédiate et complète de toutes les matières usées, un chauffage et une ventilation qui ne puissent diminuer en aucune manière les qualités respiratoires de l'atmosphère?

Pour l'*aération* des maisons et des appartements, il va de soi que l'on doit s'efforcer d'y introduire le plus possible et incessamment l'air extérieur, celui-ci devant toujours être, dans quelque situation que l'on se trouve, plus sain que l'air intérieur plus ou moins confiné. Quant à l'évacuation de l'air, elle se fait par les cheminées et par les nombreux orifices que présentent nos pièces; elle se pratique par des ouvertures spéciales dans les locaux collectifs. Or, dans chaque pièce habitée, la partie par laquelle nous sommes le plus en rapport avec l'atmosphère ambiante, c'est la fenêtre; les vitres qui la ferment amènent à profusion la lumière, condition indispensable de la salubrité; mais l'imperméabilité des vitres fait qu'elles arrêtent l'introduction de l'air.

Aussi, dans toutes les circonstances où l'on a besoin d'amener de l'air dans les locaux habités, sans que cet air puisse être gênant pour les personnes, a-t-on cherché des moyens de toutes sortes pour obvier à cette imperméabilité. De là, le placement de vasistas à la partie supérieure des fenêtres ; de là, cette innombrable variété de modèles de persiennes mobiles, à lames de verre, à valves de mica, avec opercules et clapets. En Angleterre, où l'on s'est beaucoup occupé de cette question depuis un certain nombre d'années, on a imaginé à l'infini toutes sortes de procédés; mais on n'a pas tardé à remarquer qu'ils déterminaient des courants d'air plus ou moins violents, qui venaient frapper la tête des personnes occupant les pièces ainsi aérées.

C'est alors qu'on imagina d'installer sur plusieurs points de la partie supérieure des murailles dans les appartements, tout près du plafond, des soupapes, ou mieux des briques de ventilation percées de plusieurs conduits ayant une direction conique de dehors en dedans. Qu'arrive-t-il, en effet, avec des briques ainsi disposées? Si l'on veut introduire de l'air dans un conduit cylindrique, il se produit un courant rectiligne qui vient frapper directement les objets placés devant lui; tandis que si, par un conduit conique, ayant même orifice extérieur mais l'orifice intérieur largement évasé, on lance la même quantité d'air, celui-ci se disperse dans tous les sens dès qu'il est sorti de la gaîne dont la disposition conique a favorisé son épanouissement.

Enfin, ces briques et ces soupapes ont de sérieux inconvénients : on ne peut les multiplier beaucoup dans les appartements; il n'est pas facile de les laver et elles retiennent, à l'intérieur des conduits qui les traversent, toutes les poussières de l'air, de telle façon que celui-ci se salit aisément au passage, Aussi a-t-on imaginé, il y a quelques années, à Leeds, de les remplacer par une sorte de cage en bois ou vitrée, placée devant les fenêtres; cette cage renferme un assez grand nombre de petites ouvertures auxquelles font suite des conduits cylindriques en verre par lesquelles l'air passe avant de se rendre dans la pièce.

Depuis longtemps déjà, M. Émile Trélat enseignait dans son cours du Conservatoire des arts et métiers, les avantages qu'il y aurait à placer, à la partie supérieure des fenêtres, des vitres percées d'un grand nombre de petits trous à section conique, afin de satisfaire aux conditions importantes d'aération que j'ai indiquées tout à l'heure. De leur côté, MM. Geneste et Herscher, frappés de ces mêmes avantages, s'efforçaient de rechercher des procédés industriels susceptibles d'obtenir des verres ainsi disposés. MM. Appert, maîtres verriers, sont enfin parvenus, après de nombreux essais, à fabriquer des *vitres perforées*. Ces vitres comprennent 5,000 trous par mètre carré, trous ayant une section circulaire de 3 millimètres de diamètre chacun et espacés de 15 millimètres d'axe en axe, sur une épaisseur de verre de 3$^{mm}$,5; d'autres vitres un peu plus épaisses (5 millimètres d'épaisseur) ont des trous de 4 milimètres de diamètre, espacés de 20 millimètres d'axe en axe. Les trous étant évasés à l'intérieur, les veines fluides de l'air se trouvent épanouies à leur entrée dans la pièce. Placées à une hauteur minima de 2$^{m}$,50 au-dessus du sol, afin que les veines d'air accédant n'incommodent pas les occupants, ces vitres perforées permettent d'introduire insensiblement et incessamment de l'air frais dans les nombreuses parties de l'habitation où l'aération est des plus indispensables; dans les pièces élevées et dans les appartements, elles peuvent aussi être utilisées, à la condition qu'on les dispose de façon à pouvoir recouvrir par moments leur surface ouverte, ce que l'on peut obtenir à l'aide d'un châssis mobile pouvant dégager et fermer à volonté leurs orifices. Il faut aussi noter qu'elles ne sont pas exposées à s'obstruer, car « toutes les vitres des fenêtres sont nécessairement lavées et de cette façon l'air qui les traverse ne se charge d'aucune impureté au passage ». (Émile Trélat).

On méconnaît trop la nécessité d'introduire constamment et aussi largement que possible l'air extérieur dans les locaux habités. Il ne serait pas sans avantage d'exiger sa pénétration, tout au moins dans certains milieux; que de villes et de localités où l'absence des fenêtres dans les habitations constituent la principale cause de l'insalubrité! Il y a en France 219 270 maisons sans la moindre fenêtre, et 1 656 636 maisonnettes qui n'ont que deux ouvertures.

L'air que nous devons respirer dans nos bahitations doit être pur et aussi frais que possible; nous emprunterons encore à M. Émile Trélat la définition de cette double condition, telle qu'il l'a exposée il y a quelques années devant la Société de médecine publique de Paris. Lorsque nous sommes en plein air, fait-il remarquer, surtout à la campagne, l'atmosphère qui nous environne se nettoie incessamment et aussitôt qu'elle se salit; car notre corps dépense autour de lui, par voie de rayonnement calorifique, une partie de la chaleur qu'il produit intérieurement; ce rayonnement calorifique, joint à la température des gaz expirés, détermine un courant atmosphérique ascendant autour des individus et dans ce courant sont emportés l'acide carbonique et la vapeur d'eau chargée des matériaux organiques exhalés. Aussi est-il indispensable, lorsque nous occupons des habitations closes, d'y assurer artificiellement le renouvellement de l'air; plus les communications seront faciles avec l'atmosphère extérieure, plus elles seront actives, plus il y aura de salubrité à l'intérieur. Il faut aussi que ces communications soient aussi immédiates et directes que possible, parce qu'il faut respirer de l'air frais, celui-ci étant le plus favorable à la santé. Lavoisier a, en effet, démontré qu'à 26°25 on consommait 11 parties d'oxygène, tandis qu'à 12°,50 ce chiffre s'élevait à 12; d'où il résulte qu'à oxydation égale des poumons ou à production de chaleur égale, il faut que le même individu fasse 12 inspirations si l'air est à 26°, 25 et 11 s'il est à 12°,5. Ainsi, sous un même volume, l'air chaud contient moins d'oxygène que l'air froid; il est donc moins efficace à la respiration; en outre, plus l'air est chaud, plus il peut contenir de vapeur d'eau avant de se saturer; plus la place de l'oxygène y est réduite.

Il faut, il est vrai, compter avec les conditions climatériques au milieu desquelles nous vivons; mais ces principes n'en devront psa moins régler la salubrité dans nos habitations. On a songer aussi, suivant un théorème bien connu mais très peu appliqué, que le meilleur moyen *de se bien chaüffer* consiste à ne pas se refoidir: en d'autres termes, comme on l'a dit, si une maison ne se refroidissait pas en hiver, il serait superflu de la chauffer; or, comme, abstraction faite de la ventilation nécessaire, les seules causes de refroidissement proviennent de l'enveloppe, il suffit de donner à cette enveloppe autant de chaleur que les influences extérieures lui en prennent (Somasco). Il ne faudrait donc pas, ou le moins possible, élever la température de l'air dans la maison, mais chauffer nos murs, nos parquets, maintenir en température convenable tout le matériel qui nous environne, restituer artificiellement aux murailles la chaleur qui leur manque, et avoir à notre portée un foyer brillant, rayonnant de chaleur lumineuse, ardente. De là, pour les habitations particulières, les avantages d'appareils envoyant aussitôt les produits de la combustion au dehors, et n'enlevant que le moins possible aux qualités normales de l'air qui nous entoure.

Les *poêles* ne sont plus guère employés que pour chauffer de très petits locaux, et céla en raison de leurs très nombreux inconvénients qui les font écarter le plus possible.

Un poêle se compose d'un foyer dans lequel s'effectue la combustion, d'une enveloppe ou cloche surmontant le foyer et qui est portée à une température plus ou moins considérable par les gaz de la combustion, enfin d'un tuyau permettant l'évacuation de la fumée.

Quelquefois cet ensemble est entouré d'une enveloppe ajourée à la partie inférieure et à la partie supérieure, ce qui garantit contre le rayonnement souvent excessif de la cloche du poêle, tout en permettant à l'air de circuler en s'échauffant autour de l'appareil. Dans quelques cas, on peut amener, dans l'intervalle libre entre le poêle et l'enveloppe extérieure, une certaine quantité d'air pris à l'extérieur et qui concourt à la ventilation.

Les poêles ont pour principal inconvénient de donner, dans les différents points des locaux où ils sont placés, des températures très différentes; chacun sait que l'on ne peut rester, sans être incommodé, à proximité d'un poêle, alors que, à une certaine distance de cet appareil, la température est souvent très insuffisante.

Comme ils sont généralement très mal construits, et encore plus mal entretenus, ils donnent souvent lieu à des fuites de gaz dangereux, soit de l'acide carbonique, soit, ce qui est infiniment plus grave, de l'oxyde de carbone.

La cloche étant souvent portée au rouge, l'air qui passe à son contact prend une odeur caractéristique qui entête fortement; en même temps cet air est desséché et fort difficile à respirer D'ailleurs, en raison de sa température élevée, il gagne les régions hautes de la salle et il en résulte que le chauffage n'est possible qu'autant que les orifices d'évacuation d'air vicié sont placés à la partie basse des locaux, disposition dont nous avons indiqué les sérieux inconvénients (Voir la troisième conférence).

Au lieu d'être tout en *tôle* ou en *fonte*, ce qui est le cas général, les poêles sont assez souvent en *faïence*; les poêles en faïence ont à peu près tous les inconvénients de ceux en tôle; pourtant ils fournissent une chaleur plus douce.

Mais tous ces défauts ne sont rien si on les compare à ceux des *poêles mobiles*.

Dans ces appareils, on s'est appliqué à simplifier le plus possible le service du chargement de combustible qui peut n'être fait qu'une ou deux fois par jour.

En même temps, on a rendu l'appareil mobile, ce qui permet de le transporter successivement dans les différentes pièces composant un appartement. On conçoit que des avantages aussi réels aient séduit bien des gens; et que, malgré les innombrables accidents auxquels ils ont donné lieu, les poêles mobiles n'aient pas encore perdu complètement leur vogue. Ce sont pourtant des appareils excessivement dangereux dont on ne devrait se servir qu'avec les plus grandes précautions. Ils se composent, en principe, d'un réservoir généralement cylindrique, dans lequel on emmagasine une certaine quantité de combustible et à la base duquel est disposée une grille sur laquelle s'effectuera la combustion. Le réservoir est entouré d'une enveloppe dans laquelle débouche un tuyau de fumée. Un certain nombre de trous, placés à peu près à mi-hauteur du réservoir, permettent aux gaz de la combustion de se dégager dans l'espace annulaire existant entre l'enveloppe et le réservoir et de gagner, de là, le tuyau de fumée. Au fur et à mesure que la combustion s'avance, le charbon descend du réservoir sur la grille, et, si le combustible est bien pur, comme c'est le cas de l'anthracite, on peut abandonner l'appareil à lui-même pendant plusieurs heures sans qu'il s'éteigne.

D'autre part, ces appareils sont surtout dangereux par suite de leur mobilité.

Un tuyau de fumée ne peut, en effet, être raccordé *à joint étanche*, avec un orifice qu'autant que ce joint sera luté très soigneusement à la terre; or, on conçoit bien qu'une pareille précaution ne peut être prise pour un appareil de ce genre, sans faire perdre le bénéfice de sa mobilité; donc on peut dire que jamais le tuyau de fumée ne sera relié à une cheminée dans des conditions de sécurité convenables; d'ailleurs, bien souvent, on se contente de pratiquer dans le tablier des cheminées déjà existantes un trou dans lequel on vient engager le bout de tuyau dont sont pourvus les poêles mobiles. Dans ces conditions, en supposant que le joint entre le tuyau et le tablier soit parfait, ce qui est impossible, il y aura nécessairement un jour plus ou moins considérable entre le dessous du tablier et la pierre d'âtre; et, par ce jour, communication avec la cheminée.

Il suffira donc d'une insuffisance habituelle de tirage, ou même d'une forte bourrasque, pour que les produits de la combustion provenant du poêle mobile soient refoulés dans la pièce où il est placé. Il est bon de remarquer que, d'une manière générale, ces appareils ne peuvent déterminer qu'un tirage très imparfait; la combustion y est en effet toujours excessivement lente, et, comme les gaz chauds produits débouchent dans une cheminée toujours trop large, chauffée seulement par intermittences, ils se refroidissent presque immédiatement, et, par conséquent, ne peuvent provoquer qu'un tirage excessivement faible, si toutefois il existe.

Donc, abstraction faite de toute autre cause, les poêles mobiles sont dangereux *parce qu'ils sont mobiles*, et l'expérience n'a que trop prouvé que, bien souvent, une bonne partie des gaz brûlés auxquels ils donnaient naissance refluaient dans les appartements où ils étaient placés, soit par-dessous la trappe d'une cheminée, soit par le trou percé dans une trappe.

Ces poêles sont d'ailleurs particulièrement à redouter, en raison de la façon dont s'y produit la combustion. Elle se fait, dans ces appareils, à la base d'une masse de charbon et les gaz produits sont forcés, pour gagner la cheminée, de traverser une couche de combustible porté au rouge; or ce sont là les conditions les plus favorables pour produire de l'oxyde de carbone; la formation de ce gaz est d'ailleurs favorisée encore par la combustion lente qu'on s'efforce toujours de réaliser dans ces appareils; toutefois, la combustion fût-elle très vive, il se produirait encore de l'oxyde de carbone, il s'en formerait une moins grande quantité pour cent volumes de gaz; mais le volume total d'oxyde de carbone formé serait, dans les limites de la pratique, d'autant plus considérable que la combustion serait elle-même plus active. On comprend ainsi combien le refoulement des gaz de la combustion est dangereux, puisque ces gaz contiennent une notable proportion d'oxyde de carbone. Ce gaz peut d'ailleurs se dégager dans le local où est placé le poêle soit par le joint du couvercle, qui, en service, n'est que bien exceptionnellement étanche, soit même par des fissures, plus ou moins visibles, de l'enveloppe.

Ce qu'il y a peut-être de plus redoutable dans l'emploi de ces poêles mobiles à combustion lente, c'est qu'ils peuvent causer l'empoisonnement de voisins qui ne s'en servent pas. On a eu de nombreux exemples d'intoxication à grande distance, l'oxyde de carbone se dégageant dans un tuyau commun à plusieurs cheminées (disposition d'ailleurs formellement contraire aux règlements de police).

En somme, ces appareils sont tous plus ou moins mauvais; il serait à souhaiter qu'une vigoureuse réaction se fît contre eux et que leur emploi fût limité au chauffage des escaliers, des corridors, etc. Mieux vaudrait encore les supprimer tout à fait.

Nous ne croyons pas nécessaire de parler des poêles sans tuyaux, dits *braseros*; car on ne saurait concevoir qu'il puisse se trouver quelqu'un pour les employer.

Les *cheminées* sont depuis bien longtemps employées pour le chauffage des appartements, et, selon toute probabilité, elles le seront longtemps encore.

Une cheminée est formée d'une excavation ménagée dans un mur de manière à y loger un foyer formé de trois faces en briques réfractaires et d'une grille; très souvent le fond du foyer au lieu d'être en briques réfractaires, est formé d'une plaque de fonte.

Les gaz de la combustion se dégagent directement dans un tuyau de fumée. Au point de vue de l'hygiène une cheminée qui tire bien est assez satisfaisante; mais ces appareils ont l'inconvénient de produire très peu de chaleur, dont on ne peut profiter qu'en s'en approchant très près. Pour mieux utiliser la chaleur dans les cheminées on a disposé dans le foyer des tubes creux traversés par de l'air venant du dehors ; cet air s'échauffe aux dépens des gaz de la combustion et se répand, chaud, dans la salle dont il élève ainsi la température (*appareil Fondet* ou *appareil Cordier*), ou bien encore on fait passer de l'air derrière le fond du foyer muni de nervures. Cet air est ensuite émis par deux bouches pratiquées sur les côtés de la cheminée.

Ainsi, dans le *foyer Ch. Joly* (fig. 38), existent :

1° Une plaque de fonte isolée A formant l'âtre; elle reçoit au-dessus les chenets ou la grille supportant le combustible. Par dessous et en avant, vient déboucher l'air frais extérieur;

2° Une coquille en fonte B, formant foyer réflecteur : cette coquille est plane à l'intérieur. Au contraire, sa partie externe, formant une paroi de la chambre de chaleur C, non sujette à engorgement, est munie de nervures et d'ondulations nombreuses recourbées en forme de dôme, destinées à réfléchir la chaleur dans la pièce, à augmenter considérablement les surfaces de transmission, enfin, à utiliser la chaleur là où elle est la plus intense, c'est-à-dire en haut du foyer;

3° Un cadre en fonte D venant s'emboîter sur la coquille B, et supportant une trappe E à fermeture conique. Dans la feuillure supérieure viennent se poser les tambours ou tuyaux en tôle F destinés à utiliser la fumée : tantôt ces tuyaux seront en croix, si la sortie de la fumée est directe : tantôt le tambour se disposera avec une sortie à droite ou à gauche, suivant la direction des cheminées, qui varient à l'infini. Le ramonage sera direct, soit par des tampons latéraux, soit en soulevant la trappe ou chicane G, posée sur tasseaux.

Dans la *cheminée Douglas-Galton*, très usitée en Angleterre, on s'est efforcé de mettre le foyer aussi en avant que possible ; les parois de ce foyer, en terre réfractaire, sont inclinées de manière à réfléchir la chaleur dans la pièce ; au-dessus du foyer on a disposé une plaque réfractaire inclinée ayant en particulier pour but de réfléchir la chaleur ; la grille est en partie pleine, ce qui permet de réaliser une combustion relativement lente ; cette

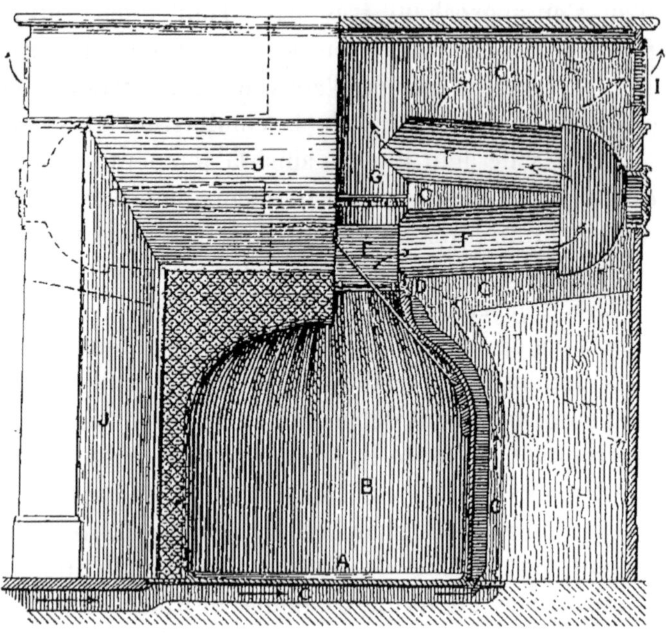


Fig. 58. — Cheminée Ch. Joly. — A, âtre ; B, coquille en fonte ; C, chambre de chaleur ; D, cadre en fonte ; E, trappe ; F, tambours ou tuyaux en tôle ; G trappe ou chicane ; J, rideau mobile.

lenteur de combustion est rendue possible grâce à la présence, tout autour et au-dessus du foyer, de la garniture réfractaire dont nous avons parlé. Cette masse réfractaire, une fois échauffée, rayonne sur le combustible et le maintient à une température très élevée ; des orifices ménagés dans le fond du foyer permettent une admission d'air au-dessus du combustible, de façon que, s'il se forme de l'oxyde de carbone dans la combustion relativement lente, il soit brûlé et transformé en acide carbonique.

Dans la cheminée Douglas-Galton on fait passer, pour le chauffer, de l'air derrière le foyer; cet air gagne, par un conduit qui entoure le tuyau de fumée, la partie supérieure de la chambre où est placée la cheminée. Nous avons, à propos de la ventilation, critiqué cette émission d'air neuf à la partie supérieure des locaux. La ventilation est, dans ce cas, toujours très imparfaite. Il y a lieu de craindre que la cheminée Douglas-Galton ne donne lieu à une émission de gaz de la combustion (peut-être même à de l'oxyde de carbone, en raison de la lenteur relative de la combustion).

Le jour n'est pas encore venu où l'on pourra, à l'aide d'un calorifère central, distribuer dans la plupart des habitations, de la chaleur, comme on y distribue aujourd'hui de l'eau, du gaz ou de l'électricité. Alors les habitations seraient édifiées en conséquence et des procédés rationnels de chauffage pourraient y être appliqués. Actuellement ce procédé n'est qu'à la disposition des personnes riches, surtout pour celles qui habitent une maison isolée. Les *calorifères* établis dans ces conditions sont d'ordinaire placés dans les caves; ils sont à air chaud, eau chaude ou vapeur d'eau.

Les *calorifères à air chaud* ont beaucoup d'analogie avec les poêles à enveloppe qu'on désigne d'ailleurs quelquefois sous le nom de poêles-calorifères. Ils comportent un foyer surmonté d'une cloche en fonte généralement munie de nervures longitudinales destinées à faciliter la transmission de la chaleur du foyer à l'air à chauffer. De la partie supérieure du foyer la fumée se rend dans un tuyau d'évacuation, après avoir parcouru un circuit plus ou moins long, dans un appareil en fonte ou en tôle que vient lécher l'air à chauffer et qu'on nomme boite à fumée. Tout cet ensemble, foyer, cloche munie de nervures, boîte à fumée, est placé dans une chambre en maçonnerie communiquant avec l'air extérieur par une prise d'air ménagée à sa partie inférieure, et surmontée d'une seconde chambre servant de réservoir d'air chaud. Ce réservoir est souvent nommé: chambre de chaleur; de là partent les conduits desservant les locaux à chauffer.

L'air arrive du dehors par la prise d'air, s'échauffe au contact de la cloche et de la boîte à fumée, gagne la chambre de chaleur, et de là se rend par les conduits dans les diverses salles à chauffer.

Les calorifères à air chaud ont toute une série d'inconvénients :

1° Nécessité de faire cheminer l'air, depuis l'extérieur jusqu'aux locaux où il doit être utilisé, dans des gaines inaccessibles, qui ne sont jamais nettoyées et d'ailleurs presque jamais nettoyables.

2° Danger de voir, en cas d'arrêt du tirage, les gaz de la combustion se mêler à l'air chaud destiné au chauffage et à la ventilation. Cet accident est surtout à redouter quand on emploie des calorifères à combustion lente, car alors il se produit de l'oxyde de carbone (appareils ou dalles réfractaires permettant la combustion des poussières de charbon ou de coke).

3° Trop grande sécheresse de l'air.

4° La ventilation est SOLIDAIRE du chauffage, puisque c'est l'air qui sert à la ventilation qui apporte en même temps les calories nécessaires pour maintenir les salles à une température convenable.

5° L'air très chaud sortant des bouches de chaleur gagne de suite la partie supérieure des salles dont on ne peut alors assurer le chauffage qu'en plaçant à la partie basse les orifices d'extraction de l'air vicié. Nous avons, à plusieurs reprises, expliqué que la ventilation pratiquée dans ces conditions n'était jamais satisfaisante.

6° Enfin on ne peut guère, avec un calorifère à air chaud porter la chaleur à une distance de plus de 15 mètres (horizontalement comptés). D'où il suit que ces appareils ne peuvent être employés pour une installation importante. Est-il bien utile de rappeler qu'ils exposent aussi à des chances d'incendie?

Il n'en est plus de même avec les *calorifères à eau chaude et à vapeur*, dont les dispositions assurent au moins la salubrité du local habité.

L'*éclairage* est encore une cause d'altération de l'air, non seulement par la consommation d'oxygène qu'il nécessite, mais aussi par les gaz qui résultent de la combustion et qu'il lance dans l'atmosphère. Une bougie consumant 10 grammes d'acide stéarique par heure, ou bien 10 grammes d'huile qui brûlent dans une lampe, produisent, dans ce laps de temps, environ 15 litres d'acide carbonique, et dépensent 100 litres d'air à 15 degrés. C'est à peu près la consommation d'oxygène d'un homme ordinaire. A Paris, un bec d'éclairage brûle de 130 à 150 litres de gaz par heure et enlève à l'air 190 à 220 litres d'oxygène. Il correspond par conséquent à la consommation de 9 à 10 adultes. Quant à l'éclairage au pétrole, il est encore plus nuisible.

Le problème de la *salubrité de l'habitation* ne se résume pas seulement dans les conditions que nous venons d'examiner : *la qualité des matériaux employés, le choix et l'aménagement du sol et du sous-sol, les dispositions intérieures, l'évacuation des immondices*, etc., sont autant de sujets d'où dépend la parfaite et complète intégrité de l'air respiré pendant l'occupation de nos logements. Parmi ces conditions inhérentes à l'assainissement, il en est une qui domine en quelque sorte les autres, car elle est de tous les instants et exige une surveillance incessante; je veux parler de l'*évacuation prompte et immédiate de toutes les matières usées par la vie journalière*, c'est-à-dire de tout ce qui peut être cause de putréfaction et de fermentation dans l'habitation. Or, ces matières sont surtout produites dans les cabinets d'aisances, dans les cuisines, dans les cabinets de toilette ; ce sont ces parties de la maison qu'il convient d'aménager avec un soin particulier.

Ainsi que le disait Durand-Claye, l'un de nos ingénieurs sanitaires les plus autorisés et les plus compétents, « dans la maison les principes sont simples : dès qu'une matière usée est produite, il faut l'expulser, sans la laisser séjourner dans l'habitation. Pour les ordures ménagères, le service d'enlèvement peut se faire actuellement d'une manière relativement satisfaisante dans les grandes villes, grâce à des récipients mobiles et à l'enlèvement méthodique. Il n'en est pas de même pour les eaux pluviales et ménagères, pour les matières de vidanges dont l'éloignement est d'ordinaire si mal aménagé. Ce qu'il faut, c'est à chaque orifice d'évacuation l'eau en quantité suffisante, puis un appareil d'occlusion simple et efficace, le *siphon hydraulique*, c'est-à-dire l'inflexion suffisamment accusée du tuyau d'évacuation. Ensuite la canalisation générale de la maison doit être simple en tracé et en élévation, communiquant largement à la partie supérieure avec l'atmosphère, de manière à aspirer à chaque évacuation de l'air pur et frais qui baigne le flot liquide et combatte dès le point de départ la fermentation par l'oxydation. » Ainsi, deux sortes d'appareils sont indispensables, dans tous les cas, pour assurer la salubrité des parties de l'habitation où l'on produit et d'où l'on projette des matières usées, à savoir : le réservoir de chasse d'eau et le siphon hydraulique.

Personne n'ignore que l'emploi judicieux et approprié d'une certaine quantité d'eau est un des éléments indispensables de l'assainissement des habitations ; il est très rare qu'on puisse disposer d'eau sans limite et il ne suffirait pas de dépenser de l'eau pour que l'assainissement soit réalisé. Aussi doit-on s'efforcer de l'envoyer dans les appareils et tuyaux en chasses abondantes au lieu d'égouttements continuels, comme on ne le fait que trop souvent ; il faut transformer l'écoulement continu, en usage pour certains appareils, en écoulement intermittent de faible durée, afin d'augmenter le volume d'eau écoulé en un temps donné et de lui procurer, par suite, une force de nettoyage réellement efficace.

Dans ce but, on a imaginé un grand nombre d'*appareils de chasse d'eau*, soit automatiques, soit à tirage, dont la plupart sont des variantes du *siphon annulaire automatique de Rogers Field*.

Le *siphon hydraulique* qui complète aujourd'hui toute installation destinée à l'évacuation des matières usées, affecte généralement la forme de la lettre S couchée ∽, quand la direction de sortie est verticale, et la forme en demi S couchée lorsque cette sortie est horizontale. Ces formes ont été admises comme étant les plus rationnelles, à la suite de nombreuses expériences ; elles offrent, en effet, le moins de résistance à l'écoulement des liquides et permettent le plus facilement le nettoyage automatique et complet de l'appareil, d'ailleurs exempt d'angles, puisque ces siphons sont de section circulaire dans toute leur longueur.

La plus importante des conditions que doivent remplir les siphons hydrauliques, c'est assurément qu'ils forment une fermeture toujours directement infranchissable aux courants de gaz viciés, provenant des réservoirs où se déposent les matières évacuées. Il est fréquent que les siphons se siphonnent eux-mêmes, c'est-à-dire que, sous l'action d'une succion produite dans le tuyau principal d'écoulement, la garde d'eau du siphon risque de s'épuiser ; alors elle ne forme plus obturation et les gaz des réservoirs rentrent avec facilité dans les habitations. D'où la nécessité de les ventiler en couronne, c'est-à-dire de greffer une tubulure au sommet du siphon, tubulure en communication avec l'atmosphère extérieure ; ainsi l'on empêche toute succion sur la poche d'eau interceptrice des odeurs.

On a fait, il est vrai, aux siphons plusieurs reproches. Ils ne fonctionneraient plus lorsqu'on a été un certain temps sans s'en servir, par suite de la lente évaporation de la couche d'eau qu'ils renferment ; ainsi, lorsqu'une personne laisse son appartement pendant deux ou trois mois d'été, les siphons ont pu se désamorcer peu à peu en son absence. Mais il est facile de remédier à cet inconvénient, très rare dans la pratique, en remplissant au moment du départ le siphon de glycérine ou en maintenant un très petit écoulement d'eau pendant le temps où l'appareil n'est pas en service. Il en est de même pour les cas de grands froids, après qu'on a entouré le siphon d'une garniture chaude.

Les siphons présentent, en outre, le très grand avantage de pouvoir rejeter tous les systèmes plus ou moins compliqués de mécanismes dont on se sert trop souvent pour l'évacuation des immondices. Nos *water-closets*, nos *appareils d'évier*, etc., sont munis de clapets, de soupapes d'un maniement très incommode et qui ne présentent à l'égard de l'hygiène que de graves inconvénients. Viennent-ils à être dérangés, ce qui est fréquent, tout au moins pour les appareils à usage commun, il est souvent difficile de les réparer, et pour peu que l'on soit éloigné d'un centre habité, cela devient presque une impossibilité. Il en résulte que, pendant tout ce temps, l'habitant reçoit directement les émanations des réservoirs où sont projetées les matières usées.

D'un autre côté, il importe que les appareils, comme les locaux où on les place, soient accessibles sur toutes leurs parties de façon à ce que le nettoyage en soit facile; et, de plus, tout ce qui les entoure doit être imperméable, étanche et lisse; aucune impureté d'aucune sorte ne doit y être retenue. D'où l'emploi de carreaux vernissés sur les parois, d'appareils en faïence ou en grès, de revêtements en ciment. On a cherché par tous les moyens à obtenir des matériaux à la fois bon marché, résistants et imperméables. L'ardoise se salit vite et il s'y forme des dépôts de sels qu'il est assez difficile d'enlever et qui sont des foyers permanents de mauvaises odeurs; l'ardoise émaillée est préférable, mais elle coûte cher; de même, la lave émaillée dont on fait des dalles, des plaques, des dessus de siège d'une etanchéité absolue. Le verre a aussi été essayé; la figure 38 montre des cabinets aménagés uniquement avec cette matière, peu coûteuse, facile à laver, et qui doit être d'un usage très précieux partout où l'on peut espérer ne pas avoir de brisures.

Dans la figure 39, on voit tout d'abord un type de ces *cabinets d'aisances* si communs dans nos maisons, où ils sont placés à mi-étage : une simple cuvette, munie d'une soupape maniée par une tige à main, est placée sur un énorme vase de fonte allant rejoindre le tuyau de chute commun à tous les étages de la maison; il n'y a d'écoulement d'eau que celui que le visiteur veut bien y mettre, et le cabinet lui-même est encombré par des tuyaux autour desquels s'amassent toutes les saletés. Il n'en est plus de même lorsqu'on fait usage des cuvettes sans mécanisme (fig. 40 et 41) : des réservoirs de chasse, à tirage dans la figure de gauche, automatiques dans la figure de droite, permettent l'enlèvement immédiat des matières qui vont se déverser dans les tuyaux de chute après avoir passé par un siphon ventilé à l'aide d'un conduit spécial aboutissant à un tuyau d'évent, ou mieux à une boîte indépendante d'aération avec valve en mica. L'appareil de gauche est surmonté d'un abatant qu'on abaisse pour le service et qui permet un nettoyage parfait de toutes les parties de l'appareil et de la pièce où il est posé.

S'agit-il de remplacer les « *plombs* », ces horribles boîtes où les ménagères sont tenues de jeter toutes les immondices et qui sert à tous usages, de supprimer cette cause permanente d'in-

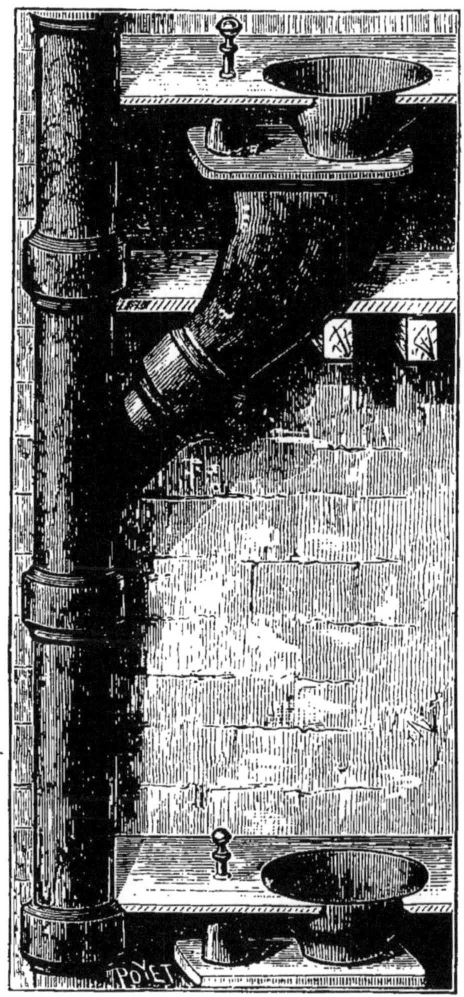


Fig. 39. — Cabinet d'aisances insalubre. (Extrait de *La Nature.*)

fection. trop souvent placée, comme le montre la figure 42, sous une fenêtre faisant appel d'air vers la demeure, il faut, ou bien installer un évier dans l'appartement, ou bien disposer des cuvettes-toilettes; mais l'un comme l'autre doivent être surmontés d'un robinet et n'envoyer les matières charriées par le

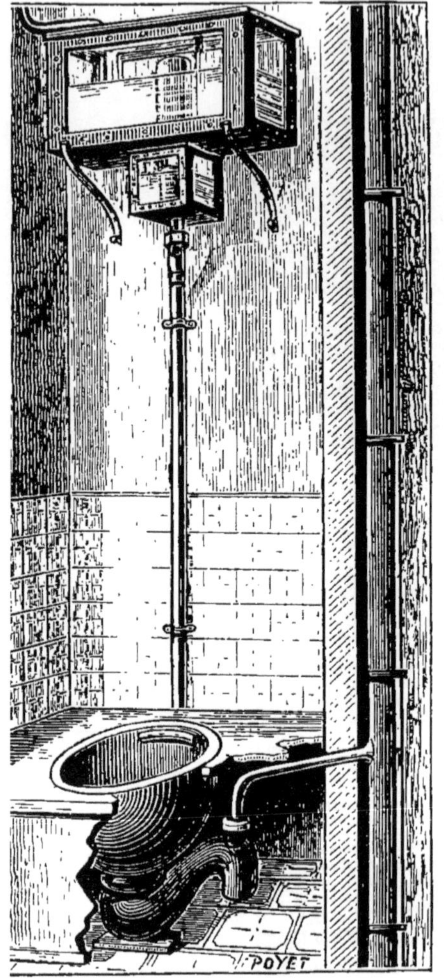


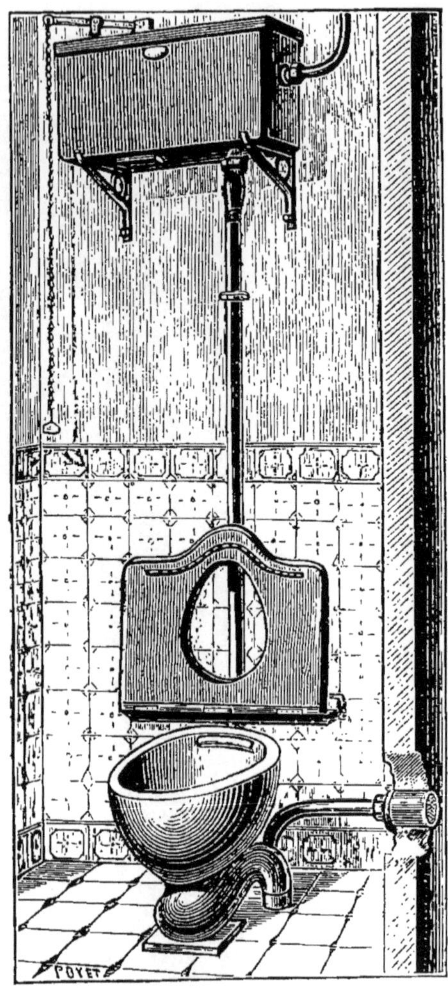


Fig. 40 et 41. — Installation de cabinets d'aisances salubres avec réservoir de chasse et appareils siphonnés et ventilés sans mécanisme. (Extrait de *La Nature*.)

tuyau de chute que par l'intermédiaire d'un siphon ventilé, comme on le voit aux figures 43, 44 et 45.

De telles installations deviennent encore plus nécessaires lorsqu'il s'agit d'appareils devant servir à un grand nombre de personnes, surtout si la surveillance n'en peut être constante; et c'est ce qui arrive dans la plupart des établissements publics. La fig. 46 représente l'un de ces cabinets, dits à la turque, dont

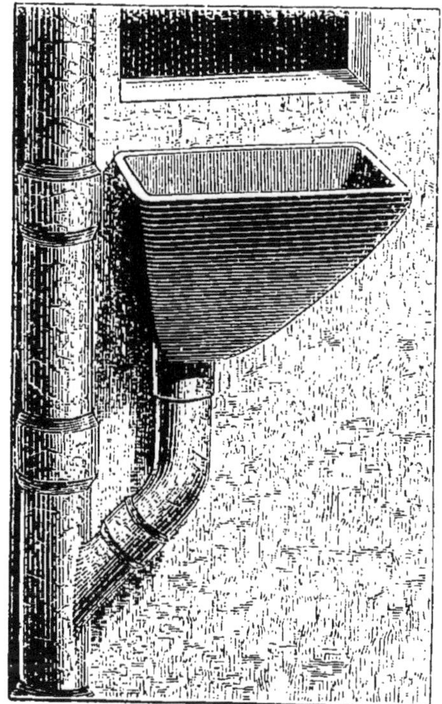

Fig. 42. — « Plomb » insalubre à usage commun, sans eau ni interception (Extrait de *La Nature*.)

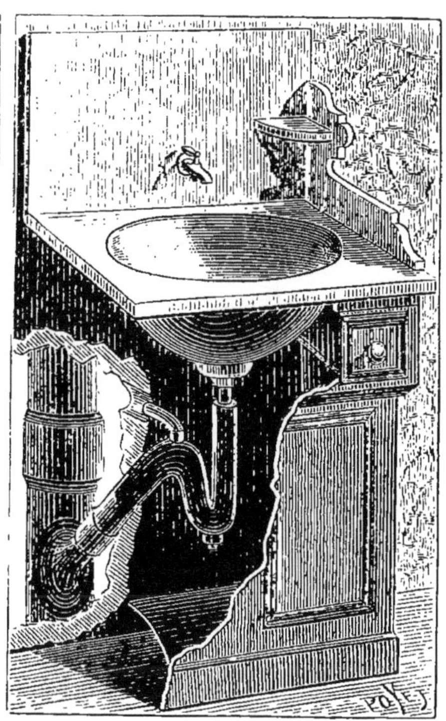

Fig. 43 — Cuvette-toilette munie d'un effet d'eau et d'un siphon obturateur ventilé. (Extrait de *La Nature*.)

la saleté est si révoltante et l'on voit plus loin un cabinet tout revêtu de verre (fig. 46). Un réservoir de chasse d'eau automatique y balaye les matières à intervalles réguliers; un autre réservoir de chasse placé latéralement fait couler de temps à autre de l'eau dans les rigoles placées en avant du siège; des verres perforés aux fenêtres y déterminent une aération constante et insensible; un siphon ventilé y empêche tout reflux de mauvaises odeurs. Ainsi se trouvent obtenues, dans ces diverses parties de l'habitation, les conditions que les hygiénistes peuvent légitimement exiger, dans l'état actuel de nos connaissances scientifiques et de notre outillage sanitaire.

Comment relier ces diverses parties de la maison à la disposition admise pour l'évacuation, totale ou partielle, des matières

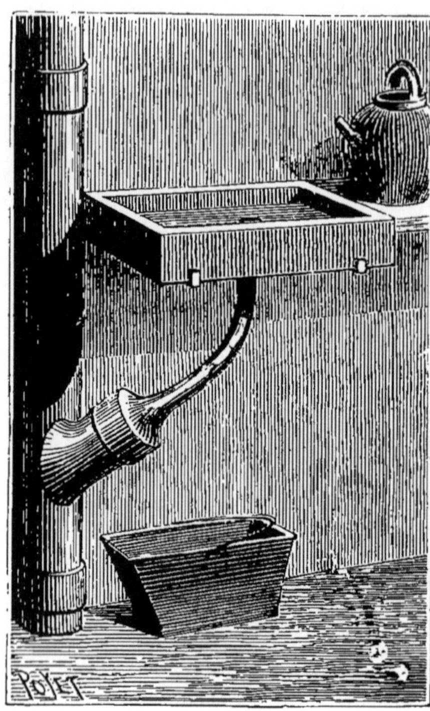


Fig. 44. — Évier de cuisine insalubre. (Extrait de *La Nature*.)

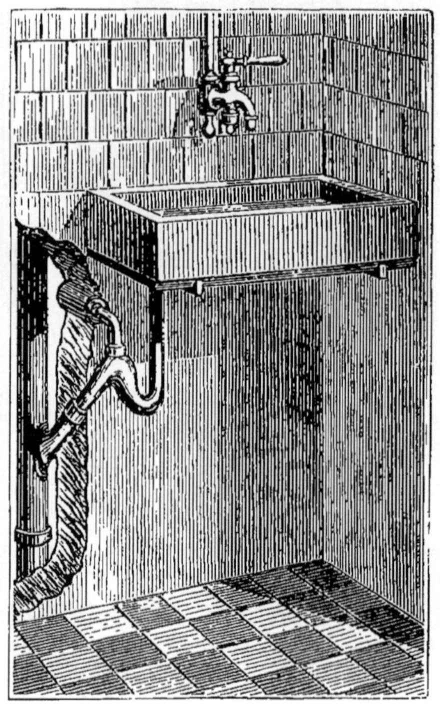

Fig. 45. — Évier salubre avec effet d'eau et siphon obturateur ventilé. (Extrait de *La Nature*.)

usées? MM. A.-J. Martin et Masson ont publié sous forme d'atlas, des planches, dont j'extrais celles qui se rapportent à la maison d'habitation de Paris, suivant que cette maison est munie de fosse fixe, qu'elle est desservie par l'appareil diviseur ou qu'elle envoie *tout à l'égout*, pour employer l'expression consacrée.

La figure 48 représente une maison de construction ancienne, desservie par une fosse fixe. Les gaz qui se dégagent de celle-ci sous l'influence des variations atmosphériques y sont refoulés dans les appartements par les branchements des cabinets, reliés directement au tuyau de chute commun; la fosse, d'autre part, n'est pas étanche et ses infiltrations vont infecter l'eau du puits qui sert à l'alimentation des habitants de l'immeuble. Les plombs,

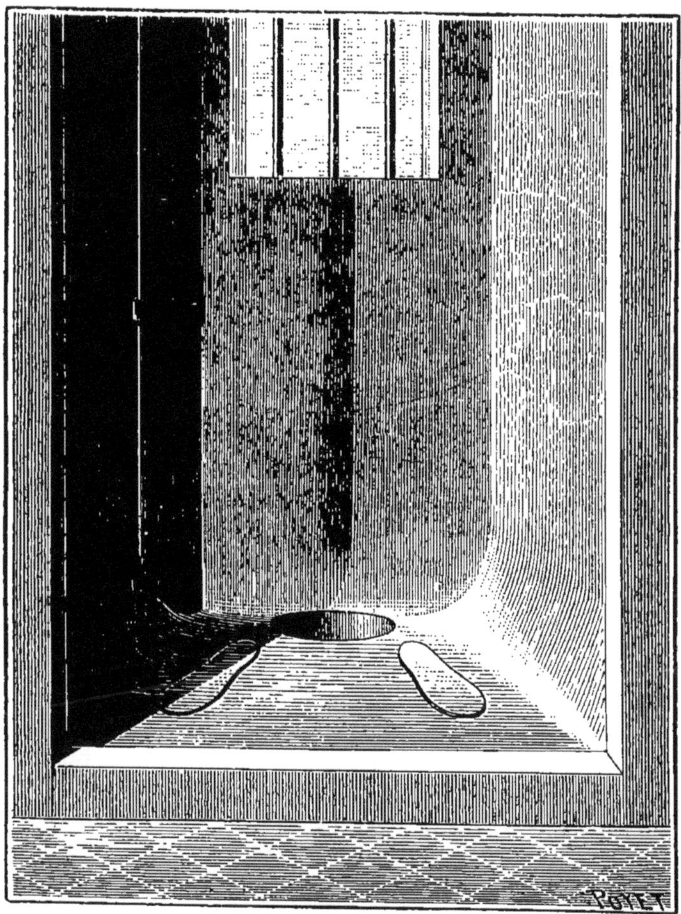


Fig. 46. — Cabinet public insalubre, avec « trou à la turque ». (Extrait de *La Nature*.)

placés sur les paliers, sont branchés directement sur le tuyau de descente des eaux pluviales, qui forme fréquemment cheminée d'appel, si bien que l'air vicié se trouve déversé à l'intérieur lorsqu'on les ouvre; il en est de même du tuyau fixé sur la façade, et dont les émanations arrivent aux fenêtres des mansardes. Quant aux éviers des cuisines, ils n'ont pas d'écoulement direct au dehors. On peut enfin constater qu'aussi bien les cuisines que les cabinets situés à mi-étage s'aèrent par l'escalier, qui fait

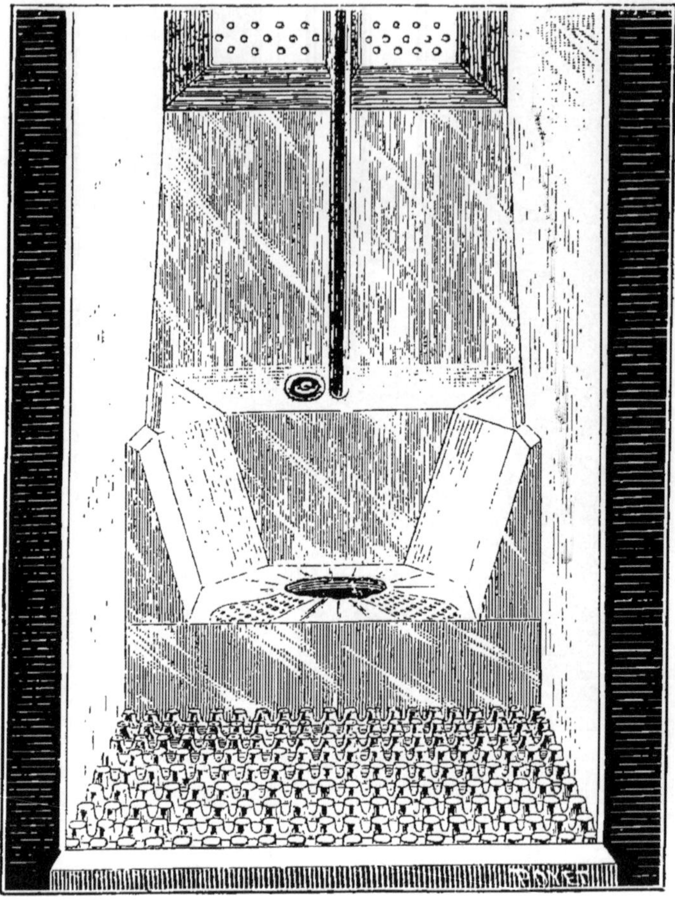

Fig. 17. — Cabinet public salubre à parois et siège de verre, réservoir de chasse et siphon. (Extrait de *La Nature*.)

comme une vaste cheminée de ventilation; pour peu que des joints soient fuyants, des appareils en mauvais état, la maison est infectée; de là, cette odeur si caractéristique que l'on ressent dès qu'on entre dans les habitations ainsi construites.

La situation n'est pas beaucoup améliorée avec l'installation du système diviseur, telle que la représente la figure 49. Cette maison est reliée à l'égout par un drain général recevant les eaux de pluie, les eaux ménagères et la vidange des cabinets ; ce drain, à l'entrée du branchement particulier, se termine par un réservoir dit *gueule de cochon*, qui n'est en somme qu'un siphon incomplet, souvent à sec, n'empêchant en aucune façon le refoulement des gaz de l'égout. De plus, ceux-ci peuvent aisément remonter par les tuyaux de chute des eaux pluviales et infecter les mansardes, aussi bien que par la décharge des éviers pourvus de bombes siphoïdes insuffisantes. Les cuvettes des water-closets, quoique munies d'effet d'eau, sont directement reliées au tuyau de chute prolongé jusqu'à la *tinette filtrante*, qui n'est le plus souvent qu'une *fosse fixe* de plus petit calibre. Les éviers des cuisines sont reliés directement au tuyau de chute, etc., etc.

Tout autre est l'installation que représente la figure 50, montrant une coupe de maison assainie par l'écoulement direct à l'égout. Ici, tous les tuyaux de chute évacuant les eaux des cours, les immondices des éviers, des water-closets et les eaux pluviales ont des diamètres qui, sauf pour les chutes en poterie, ne dépassent pas 0m,11 ; ils se réunissent dans un drain général en poterie vernissée de 0m,15 de diamètre, prolongé dans l'égout où il débouche directement, au pied d'un mur de séparation isolant le branchement ; un siphon à nettoyage automatique empêche le retour des gaz de l'égout. Des regards situés au-dessus de ce siphon sont ventilés chacun par un tuyau aboutissant à une grille verticale munie d'une valve en mica et qui s'ouvre à l'air libre. Le tuyau de chute des eaux pluviales de la façade débouche dans l'un de ces regards. Quant au tuyau de chute des cabinets, il est placé contre le mur extérieur de la cuvette et vient rejoindre le drain par un coude dont la forme empêche les dépôts de se produire ; il débouche à l'air libre au-dessus du toit et reçoit les tuyaux de décharge des water-closets, séparés de la cuvette par un siphon hydraulique ventilé en couronne. Le tuyau commun de ventilation de ces siphons part de celui du water-closet du rez-de-chaussée et se branche sur le tuyau de chute à la distance d'un étage au-dessus du dernier. Il va de soi que tous les cabinets sont pourvus de réservoirs de chasse, de manière qu'il n'existe aucune communication directe entre le

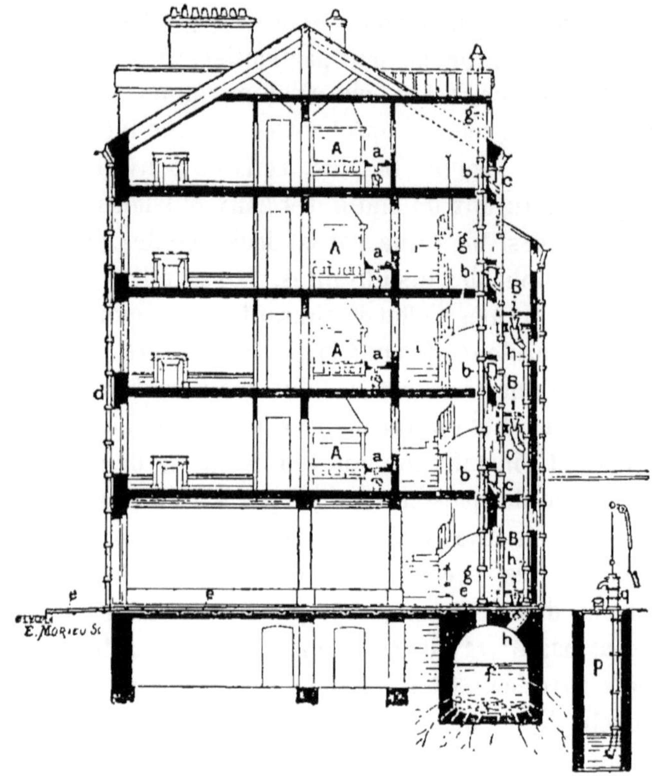


Fig. 48. — Maison desservie par une fosse fixe, avec cabinets, plombs et éviers insalubres. (A.-J. Martin et L. Masson.)

A, Cuisines prenant le jour et l'air sur la cage de l'escalier.
B, Cabinets d'aisances communs disposés sous un appentis adossé au bâtiment. La porte d'entrée du cabinet du rez-de-chaussée a été ménagée sous le rampant de l'escalier; les deux autres cabinets, en élévation, communiquent avec le bâtiment par une baie ouverte dans la cage de l'escalier aux deux tiers de chaque étage. — *a*, Pierre d'évier avec récipient mobile recevant les eaux ménagères. — *b*, Cuvettes, dites plombs, placées sur chaque palier dans l'allège de la croisée éclairant la cage de l'escalier. — *c*, Descente d'eaux pluviales recevant les eaux ménagères par les plombs d'étages. — *d*, Descentes des eaux pluviales. — *e*, Gargouilles en fonte conduisant dans le ruisseau de la rue toutes les eaux pluviales et ménagères de la maison. — *f*, Fosse fixe. — *g*, Tuyau d'évent de la fosse. — *h*, Chute des cabinets d'aisances. — *i*, Cuvettes en fonte sans fermeture placées sous des sièges en bois ou en pierre. — *o*, Pipes en plomb raccordant les cuvettes de cabinets d'aisances avec le tuyau de chute. — *p*, Puits contaminé par les fuites de la fosse fixe. — *q*, Pompe.

service d'eau pure et les cuvettes. De même, les éviers et les lavabos comportent des siphons hydrauliques. Enfin, nous avons supposé que le rez-de-chaussée de la maison était occupé par un

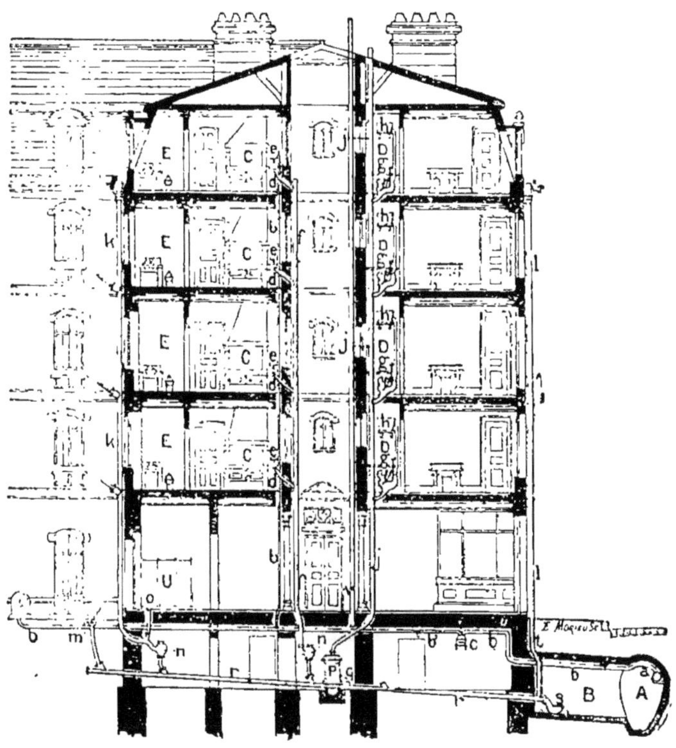


Fig. 49. — Maison desservie par un appareil diviseur. (A.-J. Martin et L. Masson.)

A. Égout public.

B. Branchement particulier. — *a*, Prise en charge sur la conduite d'eau. — *b*, Distribution d'eau alimentant les cuisines et la fontaine de la cour. — *b'*, Robinets d'arrêt et de vidange de la distribution d'eau. — *c*. Compteur à eau.

C. Cuisines prenant le jour et l'air sur une courette. — *d*, Pierres d'évier avec bonde siphoïde et plomb d'évacuation raccordant le tuyau de descente. — *e*, Robinet piqué sur la colonne montante *b*. — *f*. Descente en fonte recevant les eaux ménagères.

D. Cabinets d'aisances prenant le jour et l'air sur la courette. — *g*, Cuvettes, système Havard, avec valve à tirage et à effet d'eau. Ces cuvettes sont placées sous des sièges en bois cloués et scellés dans les parements de murs ou cloisons. — *h*, Réservoir en zinc pour le lavage des cuvettes. Ces réservoirs s'emplissent ordinairement à la main. — *j*. Tuyau de chute en fonte de 0m,19 à 0m,22 de diamètre. Ce tuyau est ordinairement enveloppé par une chemise en plâtre. — *i*, Pipes en plomb raccordant les cuvettes avec le tuyau de chute.

E. Cabinets de toilette avec cuvette, pot à eau et seau dit hygiénique pour recevoir les eaux sales et souvent les urines. — *k*, Tuyau de descente recevant les eaux pluviales et des eaux ménagères. — *l*, Tuyau de descente des eaux pluviales. — *m*, Siphon dit bonde siphoïde recevant les eaux de cour. — *n*, Siphons en fonte, sorte de récipients dans lesquels les ordures finissent toujours par s'accumuler.

U. Urinoirs, souvent sans effet d'eau, avec stalles en ardoises ou en ciment, ou simplement en bois avec revêtements en zinc. — *o*. Tuyau d'évacuation de l'urinoir fermé par une bonde siphoïde. — *p*, Tinette-filtre raccordant la chute des cabinets d'aisances en conservant toutes les matières solides. — *v*, Ventilateur de la chambre à tinette. — *q*. Col-de-cygne en caoutchouc pour le raccord de la tinette avec la canalisation. — *r*. Canalisation en fonte et de 0m,19 souvent de 0m,22 et 0m,25 de diamètre. — *s*. Déversoir, dit gueule de cochon, terminant la canalisation à l'entrée du branchement particulier. — *t*. Partie de conduite de 0m,30 de diamètre (diamètre réglementaire) posée sous trottoir et raccordant les descentes avec la canalisation.

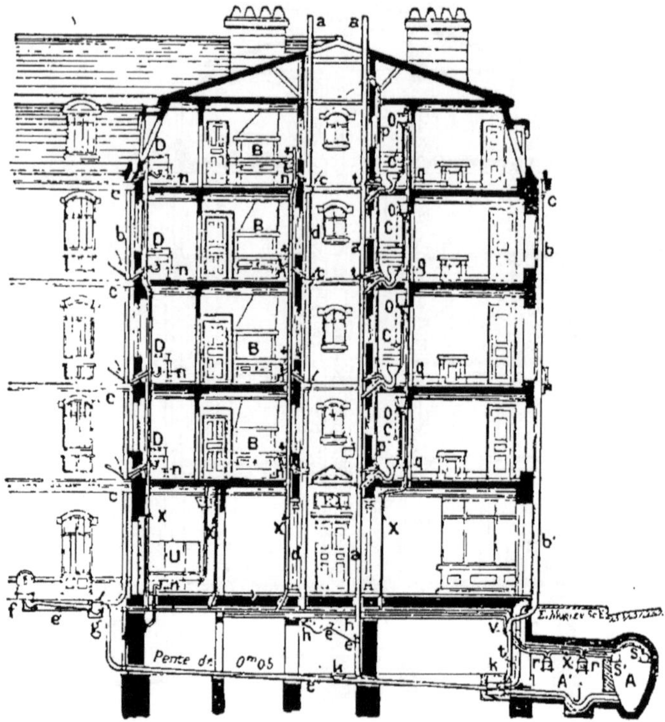


Fig. 50. — Maison assainie par l'écoulement à l'égout et les dispositions hygiéniques de toutes les parties consacrées à l'évacuation de toutes les matières usées. (A.-J. Martin et L. Masson).

A, Égout public.
A', Branchement particulier
B, Cuisines avec robinet d'eau de source au-dessus de la pierre d'évier.
C, Cabinets d'aisances — *q*, Cuvette en poterie émaillée avec siphon. La cuvette est montée sous un siège en bois avec dessus et devant ouvrant à charnières. — *o*, Réservoir de chasse fonctionnant à la main pour le lavage de la cuvette. — Alimentation d'eau d'Ourcq ou de rivière — *a*, Tuyau de chute des cabinets d'aisances, plomb de 0m,11 de diamètre. — *p*, Ventilation en plomb de 0m,94, pour les siphons sous cuvettes de cabinets d'aisances. — *m*, Prise d'air avec valve en mica pour la ventilation du tuyau de chute.
D, Lavabos avec robinets alimentés par l'eau de source ; tuyaux d'évacuation débouchant à air libre dans les cuvettes interposées sur les tuyaux de descente.
U, Urinoirs avec revêtements en lave émaillée, auge en poterie émaillée et à retenue d'eau : réservoir de chasses fonctionnant automatiquement ; alimentation en eau d'Ourcq ou de rivière ; conduit d'évacuation débouchant à l'air libre dans un siphon de cour ou dans un regard. — *n*, Siphons en plomb ou en poterie avec bouchons de nettoyage. — *b*, Tuyau de descente d'eaux pluviales recevant des eaux ménagères — *b'*, Tuyau de descente des eaux pluviales. — *c*, Cuvettes interposées sur les tuyaux de descente d'eaux. — *d*, Tuyau de descente d'eaux ménagères. — *e*, Conduites en tuyaux de poterie vernissée. — *f*, *g*, Siphons de cour en poterie vernissée. — *h*, Siphons en poterie vernissée, interposés entre les chutes ou descentes et la canalisation — *j*, Siphon en poterie vernissée, interposé sur la canalisation entre l'égout public et la maison. — *k*, Regards de visite. — *l*, Prise d'air sur rega ds de visite. — *v*, Prise d'air pour la ventilation du branchement particulier. — *r*, Compteurs à eau. — *s*, Prise en charge sur la conduite d'eau de source — *s'*, Prise en charge sur la conduite d'eau d'Ourcq ou de rivière. — *x*, Robinets d'arrêt et de vidange sur les conduites d'alimentation et sur les colonnes montantes.

café, afin de montrer comment doit être disposé l'*urinoir* situé dans l'arrière-boutique, et qui est d'ordinaire si malpropre ; cet urinoir est à auge, avec réservoir de chasse automatique et siphon hydraulique. Comme on le voit, toutes les précautions sont prises dans la maison pour que le même principe de la salubrité soit appliqué aussi strictement que possible à tous les appareils recevant des matières usées, à savoir : *circulation pas de stagnation.*

Sans doute, les détails que je viens de donner sur la salubrité des habitations ne sont pas tous également ni de la même façon applicables dans tous les immeubles. Toutefois, les règles que j'ai posées tout à l'heure sont les mêmes partout et ce sont celles qui doivent présider à toutes les applications.

Leur importance n'est pas douteuse. La malpropreté intérieure de l'habitation, a-t-on dit depuis longtemps, est la première de toutes les *misères physiologiques* qui prédisposent si bien à toutes les maladies de consomption, affections banales de poitrine, dégénérescence scrofuleuse, décadence organique des familles, la phtisie pulmonaire qui compte dans certaines villes pour le cinquième du nombre total des décès. La réforme de la salubrité de l'habitation domine, en quelque sorte, toute l'hygiène des agglomérations, et cela est si vrai que *c'est surtout dans les habitations insalubres que les épidémies font le plus de victimes.* Ce n'est pas ici le lieu de définir les divers moyens de propagation des maladies transmissibles, leurs modalités particulières, non plus que les différentes influences extérieures et intérieures, atmosphériques et humaines qui agissent pour chacune d'elles ; mais il est un fait que l'on ne saurait nier, c'est que la plupart de ces maladies, comme le disait M. Rochard à la tribune de l'Académie de médecine, sont filles de la saleté et de l'encombrement. Que d'exemples je pourrais citer de la vérité de cet aphorisme ! Ne sait-on pas que la mortalité est en raison de la densité de la population, et que cette densité est toujours dangereuse lorsque l'hygiène de la population est défectueuse ?

## ONZIÈME CONFÉRENCE

# LES MALADIES TRANSMISSIBLES

par les déjections humaines : fièvre typhoïde, choléra.

### FIÈVRE TYPHOÏDE.

La fièvre typhoïde est la plus fréquente des fièvres et la plus répandue dans nos pays. Elle est transmissible. Le microbe (bacille d'Eberth-Gafky), qui paraît la caractériser, réside de préférence dans l'intestin du malade et les déjections de celui-ci le renferment pendant toute la durée de la maladie.

C'est aussi surtout par le tube digestif que se fait la transmission. Si l'on soigne sans précaution un typhique, qu'on se souille les doigts au contact des matières fécales qui imprègnent le linge, les draps, etc., et qu'on les porte ensuite à la bouche ou sur des matières alimentaires, on peut contracter la maladie. On la prend aussi en maniant et surtout en lavant le linge sali par les typhiques.

Elle paraît à la fois transmissible par l'air et par l'eau. Elle frappe de préférence les sujets affaiblis, surmenés, ou qui se trouvent dans de mauvaises conditions de salubrité. C'est par excellence la maladie de la malpropreté et de l'encombrement, soit qu'elle soit produite par le micro-organisme auquel certains observateurs tendent à l'attribuer exclusivement, ou qu'elle provienne, suivant d'autres, de causes plus générales et plus complexes. On la voit frapper les agglomérations où l'on ne prend pas de soins suffisants pour la salubrité et l'assainissement. Elle fait de nombreuses victimes dans les casernements, parmi les troupes en manœuvre ou en campagne et sous des noms divers. fièvre continue, fièvre rémittente, fièvre muqueuse, fièvre typhoïde proprement dite, elle compte pour une bonne part de la mortalité des armées.

Sans vouloir ici exposer des théories qui n'ont pas de place dans ces conférences, nous pouvons dire qu'en résumé la fièvre typhoïde est en rapport direct avec les souillures du sol, de l'air et de l'eau dans une localité et que, lorsqu'on assure dans cette localité la propreté du sous-sol et du sol, la pureté de l'air et de l'eau, la fièvre typhoïde diminue promptement. C'est ce qu'on a constaté à Vienne, à Berlin, à Francfort-sur-le-Mein, à Bruxelles, à Londres, etc., au fur et à mesure qu'on a amélioré les conditions sanitaires par l'amenée d'une eau potable à l'abri de toute souillure et par la généralisation d'un procédé d'évacuation des immondices de tout genre, tel que le *tout à l'égout*, de façon à débârrasser complètement et immédiatement de celles-ci l'agglomération habitée.

Depuis les travaux du Dr Budd on s'est préoccupé des rapports de la transmission de la fièvre typhoïde avec l'eau servant à l'alimentation. Dans ces derniers temps on a même voulu faire de ce mode de transmission la cause presque exclusive de propagation de la maladie. Il y a là quelque exagération, mais il est certain qu'une eau contaminée par le déversement de déjections typhoïdes peut transmettre la fièvre typhoïde dans des conditions diverses, dont toutes sont loin d'être encore connues et qu'il importe au plus haut degré d'éviter ce déversement. MM. Brouardel, Chantemesse, Widal et Thoinot ont publié de nombreuses relations de faits de ce genre.

La prophylaxie de la fièvre typhoïde consistera donc surtout à en détruire promptement le germe contenu dans les déjections des malades, germe qui se transmet surtout par l'eau, le linge et les vêtements.

Le malade devra être isolé autant que possible et tenu dans un état constant de propreté. Les personnes appelées à lui donner des soins pénétreront seules auprès de lui; elles devront ne prendre aucune boisson ni aucune nourriture dans sa chambre, ne jamais manger sans s'être lavé les mains avec du savon et une solution désinfectante.

On aérera la chambre deux fois par jour; on enlèvera les rideaux, tapis, tentures et on placera le lit au milieu de la chambre.

Pour la désinfection, il sera utile de faire usage de solutions telles que les suivantes : l'une forte : sulfate de cuivre, chlorure de chaux 5 pour 100, c'est-à-dire 50 grammes de sulfate de cuivre, de chlorure de chaux dans un litre d'eau; l'autre faible : sulfate de cuivre, chlorure de chaux 2 pour 100, c'est-à-dire 20 grammes de ces substances dans un litre d'eau. La solution de sublimé sera employée à 1 pour 1000 (*fort*) ou à 1 demi pour 1000 (*faible*) suivant les cas. La solution de sublimé sera colorée avec la fuchsine ou l'éosine et additionnée de 4 grammes d'acide tartrique par litre. Pour le lavage des mains, se servir de la solution faible.

Toutes les déjections des malades seront immédiatement désinfectées. Du lait de chaux fraîchement préparé ou la solution de sulfate de cuivre seront versés préalablement dans le vase destiné à recevoir les déjections.

Les déjections seront immédiatement jetées dans les cabinets, qui seront également désinfectés deux fois par jour avec une proportion de lait de chaux égale en volume à 2 pour 100 ou une solution forte de sulfate de cuivre.

S'il n'y a pas de cabinets d'aisances, il faut enfouir les déjections dans un trou creusé à cet effet en les recouvrant d'une dosé convenable de substance désinfectante, loin de tout puits et de tout cours d'eau. Il est absolument interdit de les jeter dans un cours d'eau ou sur les fumiers.

Comme les cabinets d'aisances, les éviers seront lavés deux fois par jour au lait de chaux.

Lorsqu'on aura à désinfecter une fosse dans laquelle auront été vidées des selles typhiques, on n'aura qu'à verser, par le haut, le lait de chaux dans la proportion indiquée. Si les matières de la fosse sont en putréfaction, il faut s'attendre d'abord à ce qu'il se dégage des torrents d'ammoniaque que la chaux déplace de ses combinaisons salines et ensuite à ce qu'une partie de la chaux soit ainsi perdue pour la désinfection. On brassera le liquide avec une perche pour faciliter le départ de l'ammoniaque et pour rendre le mélange homogène. On versera du lait de chaux jusqu'à ce qu'on obtienne une réaction nettement alcaline avec le papier de tournesol. La désinfection peut se faire également avec une solution de sulfate de cuivre à 50 pour 1000.

Les linges de corps *souillés* seront trempés immédiatement et resteront pendant deux heures dans une des solutions fortes (chlorure de chaux ou sublimé). Ils seront ensuite remis au blanchisseur, qui les maintiendra dans l'eau réellement bouillante pendant une demi-heure avant de les soumettre à la lessive.

Les linges *non souillés* séront plongés dans une solution désinfectante faible. Les mêmes précautions seront prises par le blanchisseur. Aucun de ces linges ne sera lavé dans un cours d'eau. L'eau pouvant être ensuite bue deviendrait le point de départ d'une épidémie.

Les habits des malades et des gardes-malades seront désinfectés dans une étuve à désinfection par la vapeur sous pression, ou bien placés dans l'eau maintenue bouillante pendant une demi-heure.

Si ces deux procédés ne peuvent être employés, les habits seront désinfectés par l'acide sulfureux (voir IXᵉ conférence).

Les habits souillés par les déjections des typhiques devront être, si l'on n'a pas les moyens précédents à sa disposition, plongés pendant une heure dans l'une des solutions fortes.

Les taches ou souillures sur les planchers, les tapis, les meubles, etc., seront immédiatement lavés avec l'une des solutions fortes.

Quant aux matelas, aux couvertures et à la literie, ils seront placés dans une étuve à vapeur sous pression, ou, à son défaut, soumis à la désinfection par l'acide sulfureux.

On portera le plus rapidement possible au cimetière les cadavres dans un cercueil étanche, c'est-à-dire bien joint et bien clos, et contenant une épaisseur de cinq à six centimètres de sciure de bois, de façon à empêcher la filtration des liquides. Ils seront immédiatement enterrés.

La chambre habitée par un malade atteint de fièvre typhoïde ne doit être habitée de nouveau qu'après désinfection complète, soit avec l'acide sulfureux, soit avec le sublimé (voir IXe conférence). La chambre ne devant être réhabitée qu'après avoir subi une ventilation d'au moins vingt-quatre heures, il est du devoir de l'administration municipale d'assurer un abri aux habitants du logement pour procéder, au besoin d'office, à une purification sérieuse.

Il n'est pas moins nécessaire de veiller avec un très grand soin à la pureté de l'eau potable. En cas d'épidémie il faut boire de l'eau bouillie. L'eau provenant des puits susceptibles d'être souillés sera prohibée. Les boulangers ne devront jamais, dans la fabrication du pain, se servir de l'eau de ces puits. De même seront interdits dans les cours d'eau le lavage des linges contaminés, ainsi que la projection de toutes matières des déjections.

Les voitures dans lesquelles ont été transportés des malades atteints de fièvre typhoïde doivent être désinfectées ; elles seront lavées avec l'une des solutions fortes.

Toutes les causes d'insalubrité qui préparent le terrain à l'invasion des épidémies doivent être également écartées lorsqu'il s'agit de fièvre typhoïde.

Aussi les règles d'hygiène générale, applicables en tout temps, seront plus rigoureusement observées en temps de fièvre typhoïde, surtout en ce qui concerne : la pureté de l'eau potable; les agglomérations d'individus, les fêtes, les foires, les pèlerinages; la surveillance et l'approvisionnement des marchés ; la propreté du sol ; le contrôle minutieux et les recherches des causes possibles d'infection ; l'enlèvement régulier des immondices — (les ordures ménagères placées dans une caisse bien fermée, seront arrosées deux fois par jour avec l'une des solutions fortes en quantité suffisante. Quand la caisse a été vidée, on versera à l'intérieur un verre d'une solution désinfectante forte. Les fumiers et amas d'immondices ne seront enlevés qu'après avoir été largement arrosés avec une des solutions désinfectantes fortes); — la propreté des habitations ; — la surveillance particulière des locaux, ateliers, chantiers, etc., destinés à la population ouvrière et industrielle; — la propreté et la désinfection régulière des cabinets d'aisances publics et privés ; — la surveillance et la désinfection des fosses d'aisances ; — l'entretien et le lavage des égouts, etc.

Si l'on craint l'invasion d'une épidémie pendant la *période qui peut précéder* cette épidémie, les égouts, les canaux, etc., seront complètement curés, les fosses d'aisances vidées de façon qu'il y ait le moins de mouvement de matières de putréfaction *pendant* l'épidémie.

La sollicitude de l'administration doit surtout porter sur la salubrité des quartiers et des habitations qui, lors des épidémies antérieures, ont été frappés par la fièvre typhoïde.

## CHOLÉRA

Le choléra asiatique est endémique en Extrême-Orient, dans l Inde, sur les bords du Gange, dans les ports du littoral, en Indo-Chine. Il ne sévit en Europe que par épidémies isolées lorsqu'il vient à être importé.

Les principaux modes d'importation sont : par voie de mer, les navires provenant des pays où il existe à l'état permanent ; par voie de terre, lorsque des personnes infectées suivent les voies de communication et sèment la maladie sur leur passage En Europe, aujourd'hui, c'est généralement par voie de mer que les épidémies cholériques se produisent : les bâtiments qui touchent aux ports infectés, y prennent des passagers déjà malades du choléra ou qui ne tardent pas à le devenir une fois à bord ; lorsque le navire arrive dans un port européen, il y amène la maladie.

Robert Koch a montré que le choléra était dû à la présence d'un parasite microscopique, un microbe, le *bacille-virgule*, appelé ainsi en raison de sa forme courbe et qu'on retrouve dans les déjections (selles et vomissements) du malade. Il vit et ne se multiplie que dans l'intestin, aussi la diarrhée des cholériques constitue-t-elle tout particulièrement le moyen de propagation de la maladie, comme les déjections du typhique.

Cette diarrhée souille les linges, les draps, etc., du malade ;

ceux qui les touchent ou les manient sans précautions sont menacés de contracter la maladie. Si les matières diarrhéiques rejetées par un cholérique sont directement projetées dans un cours d'eau, ou qu'elles le gagnent indirectement, si on y lave les linges sans les avoir préalablement désinfectés, l'eau du cours d'eau ne tardera pas à être remplie de microbes cholériques et son ingestion transmettra la maladie.

L'eau de boisson, l'eau potable, est aussi l'un des véhicules préférés du choléra.

Quant aux mesures prophylactiques locales à prendre contre le choléra, elles sont dans leur ensemble les mêmes que pour la fièvre typhoïde et nous n'avons qu'à renvoyer à ce que nous venons de dire à cet égard.

Les mesures de prophylaxie internationales ont été réglées par différentes conférences internationales. Paris 1851, Constantinople 1866, Vienne 1874, Rome 1885, Venise 1892, Dresde 1893, Paris 1894.

## DOUZIÈME CONFÉRENCE.

# NOTIONS DE POLICE SANITAIRE DES ANIMAUX.

Maladies transmissibles à l'homme : la rage, la morve, le charbon, la tuberculose.

Abatage, enfouissement (loi du 21 juillet 1881 sur la police sanitaire des animaux).

Parmi les maladies des animaux il en est de transmissibles à l'homme, telles que la *rage*, la *morve*, le *charbon*, la *tuberculose*. Ce sont celles qu'il est utile d'étudier pour compléter ces conférences.

*Rage.* — La rage est une maladie qui sévit surtout sur les animaux carnivores (chien, chat, loup, renard, blaireau, etc.), mais qui peut frapper aussi tous les autres animaux, l'homme y compris. Contrairement à l'opinion généralement admise, la rage, même chez le chien, ne se développe jamais spontanément ; elle résulte toujours de la morsure d'un animal enragé. Tous les animaux enragés peuvent donner la rage ; mais, dans nos pays, c'est le chien et le chat, le chien surtout, qui sont seuls vraiment redoutables. C'est toujours par une plaie, une solution de continuité du tégument externe ou des orifices muqueux que pénètre le virus ; la morsure n'est pas nécessaire, un chien atteint de rage, en caressant et en léchant la main de son maître, peut déposer une parcelle de bave sur une écorchure et lui communiquer la terrible maladie dont il est atteint.

Le virus réside dans la *bave* de l'animal.

La morsure d'un animal enragé n'entraîne pas fatalement la rage chez l'homme, soit que le virus ne soit pas absorbé, qu'il ait été essuyé par les vêtements, soit qu'il existe une immunité particulière chez l'individu mordu.

La rage est-elle transmissible de l'homme à l'homme? Il n'existe que trois observations bien avérées de morsures provenant d'individus rabiques et aucune ne fut suivie d'accident, bien que la salive de l'homme enragé soit virulente et capable de donner la rage par l'inoculation expérimentale.

Quelles sont les conclusions prophylactiques et les indications de police sanitaire qu'il importe de tirer de nos connaissances sur la rage?

Si l'on envisage la fréquence relative de la rage humaine et surtout l'effrayante gravité de cette maladie, on comprendra que tous les moyens capables de la restreindre et de la prévenir méritent la plus grande sollicitude. En tête de ces moyens, il faut placer une police sanitaire rigoureuse sur la race canine, observée dans toutes les saisons.

Dès qu'un chien présente des phénomènes propres à faire redouter la rage, il faut l'abattre, ainsi que les chiens et les animaux sur lesquels il a exercé des morsures. Que si, au contraire, c'est un homme qui a été mordu, il sera bon de séquestrer l'animal pour l'observer tout à l'aise; c'est le seul moyen de savoir rapidement si l'animal est réellement enragé.

L'incubation rabique dure quelquefois plusieurs mois, chez le chien aussi bien que chez l'homme; c'est pourquoi la loi prescrit de mettre à mort tout animal mordu par un chien enragé ou soupçonné simplement de rage. Le propriétaire ne peut donc plus, comme autrefois, s'opposer à l'abatage de son chien; on n'a plus le droit de séquestrer le chien mordu pendant plusieurs mois, pour le rendre ensuite à son propriétaire.

Mais, par-dessus tout, il est nécessaire de redresser les idées erronées que l'on se fait des signes de la rage chez le chien, symptômes qui sont loin d'offrir constamment la physionomie outrée et violente qu'on se plaît à leur attribuer.

C'est par la notion plus exacte des symptômes réels que la rage présente à ses différentes périodes et dans ses formes diverses que l'on constatera à temps le danger et que l'on pourra le prévenir.

Bouley a tracé de la rage le remarquable tableau ci-après :

« 1° La rage du chien ne se caractérise pas par les accès de fureur dès les premiers jours de sa manifestation.

« Au contraire, c'est une maladie tout d'abord d'apparence bénigne; mais dès le début la bave est virulente, c'est-à-dire qu'elle renferme le germe inoculable, et le chien est alors bien plus dangereux par les caresses de sa langue qu'il ne peut l'être par ses morsures, car il n'a encore aucune tendance à mordre.

« 2° Au début de la rage, le chien change d'humeur; il devient triste, sombre et taciturne, recherche la solitude et se retire dans les coins les plus obscurs. Mais il ne peut rester longtemps en place; il est inquiet, agité, va et vient, se couche et se relève, râle, flaire, gratte avec ses pattes de devant. Ses mouvements, ses attitudes et ses gestes semblent indiquer que par moments il voit des fantômes, car il mord dans l'air, s'élance et hurle comme s'il s'attaquait à des ennemis réels.

« 3° Son regard est changé, il exprime une tristesse sombre et a quelque chose de farouche.

« 4° Mais dans cet état, le chien n'est nullement agressif pour l'homme. Son caractère est ce qu'il était avant. Il se montre docile et soumis pour son maître, à la voix duquel il obéit, en donnant quelques signes de gaieté qui ramènent un instant sa physionomie à son expression habituelle.

« 5° Au lieu de tendances agressives, ce sont des tendances contraires qui se manifestent dans la première période de la rage. Le sentiment affectueux envers ses maîtres et les familiers de la maison s'exagère chez le chien enragé, et il l'exprime par les mouvements répétés de la langue, avec laquelle il est avide de caresser les mains ou le visage qu'il peut atteindre.

« 6° Le chien enragé n'a pas horreur de l'eau; *au contraire, il en est avide.* Tant qu'il peut boire, il satisfait sa soif toujours ardente, et quand le spasme de son gosier l'empêche d'avaler, il plonge le museau tout entier dans le vase, et il mord pour ainsi dire le liquide qu'il ne peut plus avaler.

« Le chien enragé n'est donc pas *hydrophobe*. L'*hydrophobie* n'est donc pas un signe certain et univoque de la rage du chien.

« 7° Le chien enragé ne refuse pas sa nourriture dans la première période de sa maladie; souvent même il la mange avec plus de voracité que d'habitude.

« 8° Lorsque le besoin de mordre, *qui est un des caractères essentiels de la rage à une période de son développement*, commence à se manifester, l'animal le satisfait d'abord sur les corps inertes: il ronge le bois, les portes et les meubles, déchire les étoffes, les tapis, les chaussures, broie sous ses dents la paille, le foin, les crins, la laine, mange la terre, la fiente des animaux, la sienne même, lape sa propre urine, et accumule dans son estomac les débris de tous les corps sur lesquels ses dents ont porté.

« 9° Dans une variété particulière de la rage, que l'on appelle la rage *mue* (ou *muette*), la mâchoire inférieure, paralysée, reste écartée de la supérieure, et la gueule demeure béante et sèche, avec une teinte rouge-brunâtre à l'intérieur.

« 10° Le chien affecté de rage mue n'a pas de tendance à mordre; ou bien d'être agité, il conserve le plus souvent l'immobilité d'un sphynx; mais sa bave étant virulente, on peut s'inoculer la rage par des blessures ou des écorchures lorsqu'on introduit imprudemment ses doigts dans la gueule d'un chien affecté de rage mue pour en explorer la profondeur.

« 11° La voix du chien enragé change toujours de timbre, et toujours son aboiement s'exécute suivant un mode complètement différent de son mode habituel; il est rauque, voilé et se transforme en un hurlement saccadé.

« Dans la variété de rage appelé rage mue, ce symptome important fait défaut; la maladie reçoit son nom du mutisme absolu des malades : rage mue ou rage muette.

« 12° La sensibilité est trés émoussée chez le chien enragé. Quand on le frappe, qu'on le brutalise ou qu'on le blesse, il ne fait entendre ni les plaintes, ni les cris par lesquels les animaux de son espèce expriment leurs souffrances, ou même simplement leurs craintes.

« Il y a des cas où le chien enragé se fait à lui-même des blessures profondes avec ses dents et assouvit sa rage sur son propre corps sans chercher encore à nuire aux personnes qui lui sont familières.

« 13° Le chien enragé fuit souvent le toit domestique au moment où, par les progrès de la maladie, les instincts féroces se développent en lui et commencent à le dominer ; et, après un ou deux jours de pérégrinations pendant lesquels il a cherché à satisfaire sa rage sur *tous les êtres vivants* qu'il a pu rencontrer, il revient souvent mourir chez ses maitres.

« 14° Lorsque la rage est arrivée à sa période furieuse, elle se caractérise par l'expression de férocité qn'elle donne à la physionomie de l'animal qui en est atteint, et par les envies de mordre, qu'il assouvit chaque fois que l'occasion s'en présente; mais c'est toujours contre son semblable qu'il dirige ses attaques de préférence à tout autre animal.

« 15° Les fureurs rabiqnes se manifestent par des accès, dans les intervalles desquels l'animal tombe dans un état relatif de calme qui peut faire illusion sur la nature de la maladie.

« 16° Le chien enragé, libre, s'attaque d'abord avec une très grande énergie, à tous les êtres vivants qu'il rencontre, mais de préférence au chien plutôt qu'aux autres animaux, et de préférence à ceux-ci plutôt qu'à l'homme. Puis, lorsqu'il est épuisé par ses fureurs et par ses luttes, il marche devant lui d'une allure vacillante, très reconnaissable à sa queue pendante, à sa tête inclinée vers le sol, à ses yeux égarés et à sa gueule béante, d'où s'échappe une langue bleuâtre et souillée de poussière. Dans cet état, il n'a plus grandes tendances agressives, mais il mord tous ceux, hommes ou bêtes, qui se trouvent ou qui vont se mettre à la portée de ses dents.

« Le chien enragé qui meurt de sa mort naturelle succombe à la paralysie et à l'asphyxie. Jusqu'au dernier moment, l'instinct de mordre le domine, et il faut le redouter même lorsque l'épuisement semble l'avoir transformé en corps inerte. »

La loi du 21 juillet 1881, *sur la police sanitaire des animaux*, édicte des prescriptions très rigoureuses et très précises à l'égard de la rage (article 10);

« La rage, est-il dit dans cette loi, *lorsqu'elle est constatée* chez les animaux, de quelque espèce qu'ils soient, entraîne l'abatage, qui ne peut être différé sous aucun prétexte.

« Les chiens et les chats *suspects de rage* doivent être immédiatement abattus.

« Le propriétaire de l'animal suspect est tenu, même en l'absence de l'ordre des agents de l'administration, de pourvoir à l'accomplissement de cette prescription. »

Est *suspect de rage* tout chien ou chat mordu ou seulement roulé par un chien enragé.

Le règlement d'administration publique de 1882 pour l'exécution de la loi sur la police sanitaire des animaux, complète et développe les mesures de protection contre la rage.

Le *véritable colporteur de la rage*, le *plus dangereux* entre tous, c'est le *chien errant*, sans maître, dont la provenance est inconnue, qui a été mordu peut-être par un chien enragé, mais qui l'a été à l'insu de tous.

Le règlement d'administration publique de 1882 édicte pour ces animaux les mesures suivantes :

« Tout chien circulant sur la voie publique en liberté, ou même tenu en laisse, doit être muni d'un collier portant gravés sur une plaque de métal les noms et demeure de son propriétaire.

« Les chiens trouvés sur la voie publique sans collier et les chiens errants, même munis de collier, sont saisis et mis en fourrière. Ceux qui n'ont pas de collier et dont le propriétaire est inconnu dans la localité sont abattus sans délai. »

Le règlement édicte encore les sages mesures suivantes :

« L'autorité administrative pourra, lorsqu'elle croira cette mesure utile, particulièrement dans les villes, ordonner par arrêté que tous les chiens circulant sur la voie publique soient muselés ou tenus en laisse.

« Lorsqu'un cas de rage a été constaté dans une commune, le maire prend un arrêté pour interdire, pendant six semaines au moins, la circulation des chiens, à moins qu'ils ne soient tenus en laisse.

« La même mesure est prise pour les communes qui ont été parcourues par un chien enragé. »

*Malheureusement ces sages prescriptions sont presque partout à l'état de lettre morte en France.* Alors que leur application rigoureuse a fait disparaître complètement la rage de la ville de Berlin, de la Prusse, de la Bavière, les cas de rage canine ne cessent d'augmenter en France.

Mais les admirables découvertes de M. Pasteur sur le traitement préventif de la rage après morsure permettent de guérir la maladie lorsque la personne a été mordue; c'est à peine si sur 200 personnes mordues par un animal enragé et venues à l'Institut Pasteur il en est une seule qui soit ultérieurement prise de rage, alors que la mortalité moyenne était autrefois de 16 sur 100.

Ce traitement préventif de la rage après morsure ne devrait être qu'une exception, au lieu d'être une nécessité, comme il l'est aujourd'hui pour un nombre si considérable de personnes; car la prophylaxie de la rage chez le chien est devenue indispensable. Il faut empêcher l'apparition d'une maladie qui, une fois qu'elle a éclaté, n'a pas encore donné un seul cas de guérison et qui disparaîtrait si l'on supprimait tous les chiens enragés.

Je reproduis ici les instructions relatives à la rage que j'ai rédigées, sur la demande du Comité d'hygiène, en collaboration avec Bouley :

*Soins à donner à une personne qui vient de subir la morsure d'un chien enragé ou suspect.* — Doit être considéré comme suspect :

1° Tout chien *connu* qui, contrairement à ses habitudes et à son caractère, est devenu agressif et mord, sans motif qui explique cette action, les personnes qu'il trouve à la portée de ses dents.

Dans ce cas le chien doit être considéré comme d'autant plus suspect que les personnes qu'il a mordues lui étaient plus familières;

2° Tout chien qui, dans l'intérieur des maisons, s'attaque aux personnes étrangères sans y être excité soit par son rôle de gardien, soit par une agression volontaire ou involontaire;

3° Tout chien divaguant qui, sans aucune excitation, s'attaque aux personnes qu'il rencontre sur son passage, dans les rues, sur les routes, dans les campagnes ;

4° Tout chien inconnu, trouvé errant, qui devient tout à coup agressif pour les personnes qui l'ont accueilli dans leur demeure.

Il faut tout d'abord pratiquer la cautérisation prompte et complète de la plaie.

De tous les caustiques, le meilleur est le fer rouge, et la cautérisation est d'autant moins douloureuse que le fer est plus fortement chauffé. A défaut du fer rouge, on pourra se servir du caustique de Vienne ou de l'acide sulfurique.

Pendant que le fer chauffe ou en l'absence de caustique, il sera utile de *comprimer*, au dessus de la blessure, à l'aide d'un lien fortement serré, le membre mordu, en même temps que l'on cherchera, avec les doigts, à *exprimer* du dedans au dehors, les liquides contenus dans la plaie

On aidera cette expression par un *lavage* continu fait avec un liquide quelconque.

Si la partie mordue est à la portée de la bouche, le blessé devra faire lui-même la *succion* et immédiatement.

La succion n'offre d'ailleurs aucun danger si la personne qui la pratique n'est affectée d'aucune écorchure, soit aux lèvres, soit dans la bouche.

Le public doit être mis en garde contre de prétendus spécifiques vantés par les charlatans.

*Puis il faut sans délai envoyer le blessé à l'Institut Pasteur.*

Quant à la conduite à tenir lorsqu'un animal vient d'être mordu par un chien enragé ou suspect, elle doit être la suivante :

Sauf dans le cas où une personne a été mordue, tout chien enragé ou suspect doit être immédiatement abattu ; il en est de même pour tout chien ou chat, mordu par un chien enragé ou suspect.

En cas d'accident grave ou de mort d'homme, le propriétaire du chien enragé pourra être poursuivi d'office, sans préjudice des dommages-intérêts qui peuvent être réclamés par les familles (art. 319, 320, 459 du Code pénal et art. 1385 du Code civil).

Il est important de conserver les cadavres des chiens et de les faire transporter à une École vétérinaire ou chez un vétérinaire quelconque, afin que l'autopsie permette de constater les altérations caractéristiques de la rage et que l'on puisse observer les effets de l'inoculation du bulbe.

*Morve et farcin.* — Ces deux maladies attaquent les espèces chevaline et asine, la première surtout; elles constituent une seule et même affection sous deux formes différentes.

La morve est contagieuse de cheval à cheval; elle est inoculable. Elle peut se transmettre à l'homme qui approche le cheval morveux; c'est pour l'homme une affection très grave, presque toujours mortelle.

La loi du 21 juillet prescrit l'abatage immédiat des animaux reconnus morveux. Tout animal des espèces chevaline et asine qui a été en contact avec un animal morveux, et qui est par cela même suspect de morve, est placé sous la surveillance d'un vétérinaire délégué, et abattu dans la suite, le cas échéant.

La chair des animaux abattus pour cause de morve ne peut, sous aucun prétexte, être livrée au commerce qu'après désinfection.

*Charbon.* — Nous avons vu (cinquième conférence) que le charbon ou sang de rate s'observe surtout dans les espèces chevaline, ovine et bovine, et que l'homme aussi peut être victime du charbon, surtout quand sa profession l'oblige à manier les peaux d'animaux morts du charbon.

La loi du 21 juillet 1881 ordonne l'abatage des animaux charbonneux aussitôt que l'affection est reconnue.

Leur chair ne peut être livrée à la consommation, et les cadavres doivent être enfouis avec la *peau tailladée*, à moins qu'ils ne soient envoyés à un atelier d'équarrissage régulièrement autorisé.

Les cadavres d'animaux charbonneux non livrés à l'équarrisseur doivent être enfouis dans un enclos spécial, dans lequel on ne doit, sous aucun prétexte, faire paître les troupeaux; l'herbe ou la paille provenant d'endroits où ont été enfouis les animaux charbonneux ne doivent pas être utilisés pour la nourriture des animaux. Nous avons montré ailleurs les dangers de l'herbe poussant sur la terre qui recouvre les cadavres d'animaux charbonneux.

Les peaux provenant des animaux charbonneux morts ou abattus ne peuvent être livrées au commerce qu'après désinfection dûment constatée.

*Tuberculose.* — Au cours de la cinquième conférence nous avons parlé de la tuberculose chez l'homme, de ses modes de transmission et des moyens de la prévenir. Parmi les animaux, l'espèce bovine est principalement frappée par cette maladie; les mesures principales que prescrit contre les bovins tuberculeux l'arrêté ministériel de 1888 sont les suivantes :

Isolement et séquestration de l'animal tuberculeux, qui ne peut être déplacé que pour être livré à l'abatage;

Les viandes provenant d'animaux tuberculeux sont exclus de la consommation, dans certains cas bien déterminés (cas de tuberculose générale);

Ces viandes, exclues de la consommation, ainsi que les organes internes (viscères) de l'animal, ne peuvent servir à l'alimentation des autres animaux et doivent être détruits;

L'utilisation de la peau n'est permise qu'après désinfection.

La vente et l'usage du lait provenant de vaches tuberculeuses sont interdits.

La *police sanitaire des animaux* est régie en France par la loi du 21 juillet 1881. Cette loi déclare passibles de certaines prescriptions sanitaires les maladies suivantes :

1° La *peste bovine* dans toutes les espères de ruminants;

2° La *péri-pneumonie contagieuse* dans l'espèce bovine;

3° La *clavelée* et la *gale* dans les espèces ovine et caprine;

4° La *fièvre aphteuse* dans les espèces bovine, ovine, caprine et porcine;

5° La *morve*, le *farcin*, la *dourzine*, dans les espèces chevaline et asine;

6° La *rage* et le charbon dans toutes les espèces.

Un décret récent (juillet 1888) a ajouté à cette liste, le *rouget* et la *pneumo-entérite infectieuse* dans l'espèce porcine, le *charbon symptomatique* dans l'espèce bovine, la *tuberculose* dans l'espèce bovine.

Les disposition générales sur lesquelles la loi du 21 juillet 1881 a basé la défense contre les maladies contagieuses sont les suivantes :

1° *Déclaration* de la maladie contagieuse par tout propriétaire ou toute personne ayant, à quelque titre que ce soit, la charge des soins ou la garde d'un animal atteint ou soupçonné d'être atteint de ladite maladie;

2° *Abatage* immédiat dans certains cas de l'animal malade; séquestration et isolement de ceux qui ont été en contact avec lui jusqu'à ce qu'ils soient reconnus parfaitement indemnes.

3° *Enfouissement*, sans aucune utilisation possible, de l'animal abattu ou mort spontanément du mal contagieux ; par exception, l'utilisation de la viande ou des peaux des cadavres est permise dans certains cas bien déterminés.

# TABLE DES MATIÈRES

PARIS, IMPRIMERIE LAHURE
9, rue de Fleurus, 9

P. n° 16.

# EXTRAIT DU CATALOGUE CLASSIQUE

(Juin 1896)

# Ouvrages de M. TROOST

MEMBRE DE L'INSTITUT, PROFESSEUR A LA FACULTÉ DES SCIENCES DE PARIS

**Précis de Chimie,** 28e *édition, entièrement refondue* (*notation atomique*). 1 volume in-18, avec 237 figures, cartonné toile. . . . . . . . . . . . . . . . . . . 3 fr. »

**Traité élémentaire de Chimie** (2 *éditions sont simultanément en vente*).

10e édition, ***notation en équivalents.*** 1 volume in-8, avec 473 figures. . . . . 8 fr.

11e édition, ***notation atomique*** 1 vol. in-8, avec 532 figures. . . . . . . . . 8 fr.

**Traité de manipulations de Physique** à l'usage des candidats au certificat d'Etudes physiques, chimiques et naturelles (P.C.N.) et aux candidats à la licence et à l'agrégation, par B.-C. Damien, professeur de physique à la Faculté des sciences de Lille et R. Paillot, agrégé, chef des travaux pratiques de physique à la Faculté des sciences de Lille. 1 vol. in-8° avec 246 figures dans le texte.. . 7 fr.

**Mémento de Chimie** à l'usage des candidats au baccalauréat ès sciences et au baccalauréat ès lettres, par M. Dybowski, professeur au lycée Louis-le-Grand. (2 *éditions sont simultanément en vente.*)

4e édition en *équivalents.* 1 vol. in-12, avec figures. 2 fr.
6e édition en *notation atomique.* 1 vol. in-12, avec fig. 2 fr.

# OUVRAGES
# DE M. E. FERNET
*Inspecteur général de l'Instruction publique.*

**Traité de physique élémentaire,** de Ch. Drion et E. Fernet. 12e édition, en collaboration avec A. Chervet, professeur de physique au lycée Louis-le-Grand, ancien élève de l'École normale supérieure. 1 vol. petit in-8°, avec 708 figures dans le texte, broché. . . . . . . . . . 8 fr.

**Précis de physique.** 24e édition, complètement remaniée en collaboration avec A. Chervet. 1 vol. in-18, avec 813 fig., cartonné toile. . . . . . . . . . . . . . . . 3 fr.

**Cours élémentaire de physique.** 1 volume in-16, avec 472 figures, cartonné toile anglaise. . . . . . . . . . 5 fr.

Cet ouvrage est particulièrement destiné aux élèves n'ayant pas d'autres notions de mathématiques que celles du calcul le plus simple. On a abordé immédiatement, *par l'expérience*, l'étude de la pesanteur et de la chute des corps, celle de l'hydrostatique et de la chaleur tout en les simplifiant. L'acoustique et l'optique ont été traitées de la même manière et en ne faisant appel qu'aux notions de géométrie les plus élémentaires. Enfin, pour ce qui concerne l'électricité et le magnétisme, on s'est préoccupé avant tout, d'exposer clairement les phénomènes fondamentaux, et d'initier [illegible] l'élève aux principales applications scientifiques ou industrielles, dans les limites que comporte un cours de cette nature. Les unités pratiques, entrées aujourd'hui définitivement dans le langage usuel de l'industrie, ont été définies indépendamment de toute considération théorique.

**Notions de physique et de chimie.** 4e édition. 1 volume in-18, avec 192 figures dans le texte, cart. toile. 2 fr. 50

**Cours de physique pour la classe de mathématiques spéciales.** 3e édition entièrement revue. 1 vol. grand in-8, avec 490 figures, broché. . . . . . . . . . 15 fr.

---

# OUVRAGES
# DE M. JOUBERT
*Inspecteur général de l'Instruction publique*

**Traité élémentaire d'électricité,** 3e édition. 1 vol. petit in-8°, avec 379 figures. . . . . . . . . . 8 fr.

**Cours élémentaire d'électricité** à l'usage des classes de l'enseignement secondaire. 2e édition, 1 vol. in-16, avec 144 figures. . . . . . . . . . 2 fr.

Malgré les développements, chaque jour plus considérables, donnés dans les traités de physique écrits pour l'enseignement secondaire, à l'étude de l'électricité, il semble que la place prise par l'électricité dans la science moderne méritait qu'on lui consacrât un livre spécial, écrit pour les élèves. C'est ce que vient de faire M. Joubert. Ce nouvel ouvrage, par son prix, son format et la simplicité de sa forme, est destiné à devenir promptement classique.

# OUVRAGES

DE MM.

**Ch. VACQUANT**
...ncien professeur au lycée Saint-Louis,
Inspecteur général
de l'Instruction publique

**A. MACÉ DE LEPINAY**
Ancien élève de l'École normale,
Professeur de mathématiques spéciales
au lycée Henri IV.

**...ours de Géométrie élémentaire** à l'usage des élèves de *Mathématiques élémentaires* avec des compléments des...tinés aux candidats à l'École normale et à l'École polytechnique. 5e édition. 1 volume in-8, broché . . . . . . 8 fr. »

**...éments de Géométrie** à l'usage des élèves de l'*Enseignement secondaire moderne*. 6e édition. 1 volume in-16, cartonné toile anglaise. . . . . . . . . . . . . . . 4 fr. 50

*...n vend séparément :*

...e partie : Classes de 4e et de 3e. 1 volume, cartonné toile anglaise. . . . . . . . . . . . . . . . . 2 fr. 50

2e partie : Classes de 2e et 1re. 1 volume, cartonné toile anglaise. . . . . . . . . . . . . . . . . 2 fr. 50

**...éométrie élémentaire** à l'usage des *Classes de Lettres*, 8e édition. 1 volume in-16, cartonné toile anglaise. . 3 fr. »

*On vend séparément :*

...e partie : *Géométrie plane*. 1 volume, cartonné toile anglaise. . . . . . . . . . . . . . . . . 1 fr. 75

2e partie : *Géométrie dans l'espace*. 1 volume, cartonné toile anglaise. . . . . . . . . . . . . . . . . 1 fr. 50

**...ours de Trigonométrie** à l'usage des élèves de Mathématiques élémentaires et des candidats aux écoles du gouvernement. Nouvelle édition. 1 volume in-8, broché. 5 fr. »

*...n vend séparément :*

...e partie, à l'usage des élèves de Mathématiques élémentaires et des candidats aux écoles du Gouvernement. 1 vol. 3 fr. »

...e partie, à l'usage des élèves de Mathématiques spéciales 2 fr. 50

**...éments de Trigonométrie** à l'usage des élèves de l'Enseignement secondaire moderne (classe de seconde moderne et de première sciences). 1 volume in-16, cartonné toile anglaise. . . . . . . . . . . . . . . . . 2 fr. 80

**...récis de Trigonométrie** par M. Ch. Vacquant. 8e édition. 1 volume in-16, cartonné toile anglaise. . . . . . 1 fr. 80

BERT (Paul), membre de l'Institut, et BLANCHARD (Raphaël), professeur agrégé à la Faculté de médecine de Paris.

**Éléments de zoologie**. 1 volume petit in-8, avec 613 figures . . . . . . . . . . . . . . . . . . . . . 7 fr.

BURAT, professeur au lycée Louis-le-Grand.

**Précis de mécanique.** 8e édition. 1 vol. in-18, avec 259 figures, cartonné toile . . . . . . . . . . . . . 3 fr.

CAZO, docteur ès sciences.

**Questions de physique**, à l'usage des candidats au baccalauréat et à l'École spéciale militaire de Saint-Cyr. Enoncés et solutions. 3e édition. 1 vol. in-18. . . . 2 fr.

DUCATEL, professeur agrégé de Mathématiques au lycée Condorcet.

**Leçons d'Arithmétique** à l'usage des classes élémentaires des lycées et collèges de garçons et de jeunes filles et de l'Enseignement primaire. 1 vol. in-18, avec des questionnaires, de nombreux exercices et les réponses aux exercices, cartonné toile. . . . . . . . . 2 fr. 50

KNOLL, préparateur au lycée Louis-le-Grand.

**Guide pour les manipulations chimiques** à l'usage des élèves de mathématiques élémentaires et des candidats aux baccalauréats ès lettres et ès sciences. 1 vol. in-12, avec figures dans le texte . . . . . . . . . . . . . 1 fr.

LAPPARENT (A. de), professeur à l'Institut catholique.

**Abrégé de géologie**. 3e édition, entièrement refondue. 1 volume in-18, avec 134 gravures et 1 carte géologique de la France chromolithographiée, cart. toile. . . 3 fr.

LEYMERIE, professeur à la Faculté des sciences de Toulouse.

**Éléments de Géologie**, comprenant un lexique où se trouvent indiqués les caractères zoologiques des fossiles. 4e *édition*, illustrée de 400 vignettes. 1 vol. in-18. 7 fr.

**Éléments de Minéralogie et de Lithologie**, complément du précédent. 4e *édition* corrigée et augmentée, illustrée de plus de 100 vignettes. 1 vol. in-18. 3 fr.

MARAGE, professeur à l'École Sainte-Geneviève.

**Mémento d'histoire naturelle**, 1 volume in-12 avec 102 figures. . . . . . . . . . . . . . . . . . . . 2 fr.

MAUDUIT, ancien professeur au lycée Saint-Louis.

**Précis d'algèbre**. 9e édition. 1 vol. in-18, cartonné toile. . . . . . . . . . . . . . . . . . . . . . . 1 60

**Précis d'arithmétique**. 7e édition. 1 vol. in-18, cartonné toile . . . . . . . . . . . . . . . . . . . 1 40

MEUNIER (Stanislas), docteur ès sciences, professeur d'histoire naturelle à l'École normale supérieure d'institutrices de Fontenay-aux-Roses.

**Cours d'histoire naturelle,** professé à l'École de Fontenay-aux-Roses.

1re partie. ANATOMIE ET PHYSIOLOGIE. — ZOOLOGIE. 2e édition. 1 vol in-18 avec 395 figures. Cartonné toile . . . 4 fr.

2e partie. BOTANIQUE. — GÉOLOGIE. 1 vol. in-18, avec 579 figures. Cartonné toile. . . . . . . . . . . . . . 4 fr.

MILNE-EDWARDS (Alph.), membre de l'Institut.

**Précis d'histoire naturelle** (zoologie, botanique, géologie). 22e édition. 1 vol. in-18, avec 411 figures, cart. toile. . . . . . . . . . . . . . . . . . . . . . 3 fr.

**Histoire naturelle des animaux :**

ZOOLOGIE MÉTHODIQUE ET DESCRPITIVE. 3e édition. 1 vol. in-18 avec 487 figures dans le texte, cart. toile. 3 fr.

ANATOMIE ET PHYSIOLOGIE ANIMALES. 3e édition. 1 vol. in-18 avec 241 figures dans le texte, cartonné toile. . . 3 fr.

PROUST, professeur à la Faculté de médecine de Paris.

**Douze conférences d'hygiène,** rédigées conformément au plan d'études du 12 août 1890. Nouvelle édition. 1 vol. in-18, cartonné toile. . . . . . . . . . . . 2 50

VAN TIEGHEM (Ph.), membre de l'Institut, professeur de botanique au Muséum.

**Éléments de botanique.** 2e édition. 2 volumes in-18 jésus, avec 550 gravures dans le texte. . . . 10 fr.

VÉLAIN (Ch.), chargé de cours à la Faculté des sciences de Paris.

**Cours élémentaire de géologie stratigraphique.** 4e édition, entièrement refondue. 1 volume in-18, avec 435 gravures dans le texte et 1 carte géologique de la France, imprimée en couleurs . . . . . . . . . 4 50

WURTZ, membre de l'Institut, professeur à la Faculté des sciences de Paris.

**Leçons élémentaires de Chimie moderne.** 7e édit. 1 vol. in-18, avec 133 figures. . . . . . . . . . 9 fr.

*Enseignement secondaire des jeunes filles*
*Enseignement primaire supérieur*

**VOLUMES IN-16, CARTONNÉS TOILE VERTE**

## Géographie

### OUVRAGES DE M. MARCEL DUBOIS

**Notions élémentaires de géographie générale.** Nouvelle édition, publiée en collaboration avec M. PARMENTIER, professeur au collège Chaptal, et M. BERNARD, agrégé d'histoire et de géographie . . . . . . . . . . . . . . . . . . . . . . . . . 2 fr. 25

**Géographie de l'Europe.** Nouvelle édition, publiée avec la collaboration de M. Paul DURANDIN, agrégé d'histoire et de géographie, avec cartes et croquis . . . . . . . . . . . . . . . . . . . . . . 2 fr. 25

**Géographie de la France.** Nouvelle édition, publiée avec la collaboration de M. BENOIT, agrégé d'histoire et de géographie, avec cartes et croquis . . . . . . . . . . . . . . . . . . . . . . . 2 fr. 25

**Précis de géographie économique des cinq parties du monde** . . . . . . . . . . . . . . . . . . . . . . . . 6 fr

---

## Histoire

### OUVRAGES DE M. CORRÉARD

**Histoire nationale et Notions sommaires d'histoire générale,** *des origines gauloises au milieu du quinzième siècle.*

**Histoire nationale et Notions sommaires d'histoire générale,** *du milieu du quinzième siècle à la mort de Louis XIV.*

**Histoire nationale et Notions sommaires d'histoire générale,** *de la mort de Louis XIV à* 1875.

Chaque volume. . . . . . . . . . . . . . . . . . . . . . **2 fr. 50**

### OUVRAGES DE M. CH. SEIGNOBOS

**Histoire de la civilisation. —** *Histoire ancienne de l'Orient. Histoire des Grecs. — Histoire des Romains. — Le Moyen âge jusqu'à Charlemagne.* 3ᵉ édition, avec 105 figures . . . . 3 fr. 50

**Histoire de la Civilisation. —** *Moyen âge depuis Charlemagne. — Renaissance et temps modernes. — Période contemporaine.* 3ᵉ édition, avec 72 figures. . . . . . . . . . . . . . . . . . . 5 fr.

# Cartes d'Étude

pour servir

## à l'Enseignement de la Géographie

Par MM.

**MARCEL DUBOIS**

Professeur de Géographie coloniale à la Faculté des Lettres de Paris
Maître de conférences
à l'École normale supérieure de jeunes filles de Sèvres.

**et E. SIEURIN**

Professeur au collège de Melun.

---

*Croquis en noir, très simples et très clairs, ne contenant en fait de nomenclature que ce qui est essentiel; ce sont vraiment des cartes d'étude faciles à reproduire et qui font voir un pays sous tous ses aspects, en procédant, comme les auteurs le disent, « du simple au complexe ». L'élève y passe graduellement en revue tous les aspects du pays qu'il doit connaître; il y étudie en ordre et dans l'ordre qu'il convient, au lieu de se laisser aller à cette fantaisie errante que suscite la lecture d'une carte trop compliquée.*

### Première Partie :

## LA FRANCE

NOUVELLE ÉDITION ENTIÈREMENT REVUE ET AUGMENTÉE
DE 2 CARTES NOUVELLES

**40 feuilles (240 cartes et cartons) reliées en un volume in-4°, 1 fr. 80**

1. Situation de la France dans le monde. — 2. France géologique. — 3. France orographique. — 4. Les Alpes. — 5. Principaux passages des Alpes. — 6. Le Jura, les Vosges et le Morvan. — 7. Les Pyrénées. — 8. Massif central. — 9. Régions climatériques, pluies, lignes isothermes. — 10. France hydrographique. 11. Tributaires de la mer du Nord, la Seine et ses affluents. — 12. La Loire et ses affluents. Les fleuves bretons. — 13. La Garonne et ses affluents. L'Adour. 14. Le Rhône et ses affluents. Les fleuves côtiers méditerranéens. — 15. France limnologique. — 16, 17, 18, 19. La côte française. — 20. France économique. — 21. France économique (*Suite*). — 22. Chemins de fer. — 23. Canaux et voies navigables. — 24. France historique. Carte d'ensemble. — 25. France politique. Départements et anciennes provinces. — 26. France politique. Ire région. — 27. IIe région. — 28. IIIe, IVe régions. — 29. Ve, VIe régions. — 30. VIIe région. — 31. VIIIe région. — 32. France administrative. — 33. France universi-

...e. — 34. Défense du territoire. Frontière belge et frontière allemande. — ... Défense du territoire. Frontière des Alpes et frontière des Pyrénées. — 36. ...-Tunisie (carte physique et carte politique). — 37. Zone saharienne ré... ...ée à l'influence française. Soudan français (carte physique). Sénégal, Ri... ...es du Sud, Côtes de Guinée, Pays du Niger. Sénégal et Soudan français ...rte physique). Gabon et Congo français. — 38. Madagascar. Possessions ...ançaises de l'Indo-Chine, Tonkin. Cochinchine. — 39. La Guyane française, ...erre-Neuve, Saint-Pierre et Miquelon, Martinique, Guadeloupe. Nouvelle-Calé... ...nie. Autres Colonies de l'Océanie. — 40. Madagascar.

## Deuxième Partie :

# L'EUROPE

**29 feuilles (130 cartes et cartons), reliées en un volume in-4°, 1 fr. 80**

1. Situation de l'Europe dans le monde. — 2. Europe géologique. — 3. Europe physique. — 4. Europe climatérique. — 5. Europe ethnographique. — 6. Europe politique. — 7. La Méditerranée — 8. Iles Britanniques (carte physique); 9, politique. — 10. Les Alpes. — 11. Le Rhin. — 12. Belgique et Hollande (carte physique); 13, politique. — 14. Scandinavie (carte physique); 15, politique. — ...6. Russie physique; 17, politique et économique. — 18. Autriche-Hongrie (carte physique); 19, politique. — 20. Allemagne physique; 21, politique. — ...2. Suisse physique; 23, politique, — 24. Espagne et Portugal (carte physique); ...5, politique. — 26. Italie physique; 27, politique. — 28. Péninsule des Balkans (carte physique); 29, politique.

## Troisième Partie :

# Géographie générale,

# Asie, Océanie, Afrique, Amérique

**50 feuilles (250 cartes et cartons), reliées en un volume in-4°, 2 fr. 50**

1 et 2. Le globe terrestre. — 3. Les mers. — 4. Les continents. — 5. Le relief terrestre. — 6. Les eaux douces (fleuves, lacs). — 7. Les côtes. — 8 et 9. L'atmosphère. — 10. Principales productions du sol. — 11. Ethnographie. — ...2. Asie physique. — 13. Asie politique. — 14. Sibérie, Turkestan. — 15. Iran, ...ménie, pays du Caucase. — 16. Asie Mineure. — 17. Mésopotamie, Syrie, Arabie. — 18. Inde physique. — 19. Inde politique et économique. — 20. Asie centrale. — 21. Chine. — 22. Indo-Chine. — 23. Japon et Corée. — 24. Océanie (carte générale), Nouvelle-Zélande et Nouvelle-Guinée. — 25. Australie. — ...Indes Néerlandaises, Philippines. — 27. Polynésie détaillée. — 28 à 37. Afrique. ...8. Amérique physique. — 39. Canada (carton Amérique du Nord politique). ...0. Etats-Unis (physique). — 41. Etats-Unis (politique et économique). — ...Mexique et Amérique centrale (physique). — 43. Mexique et Amérique cen...trale (politique). — 44. Les Antilles. — 45. Amérique du Sud politique. — ... Colombie, Venezuela, Guyanes. — 47. Equateur, Pérou, Bolivie. — 48. Brésil. ...9. Etats-Unis de la Plata. — 50. Grandes voies de communication du globe.

**Les 3 atlas sont en outre vendus reliés en un seul vo...me.** *Prix* . . . . . . . . . . . . . . . . . . . . . . . . . **6 fr.**

*ENSEIGNEMENT SECONDAIRE CLASSIQUE ET MODERNE*

# Nouveau Cours d'Histoire

**PAR F. CORRÉARD**

Professeur d'histoire au lycée Charlemagne

4 VOLUMES IN-16, CARTONNÉS TOILE

TROISIÈME CLASSIQUE ET QUATRIÈME MODERNE

**Histoire de l'Europe et de la France depuis 395 jusqu'en 1270.** 4e édition. . . . . . . . . . . . . 2 fr. 50

SECONDE CLASSIQUE ET TROISIÈME MODERNE

**Histoire de l'Europe et de la France depuis 1270 jusqu'en 1610.** 2e édition. . . . . . . . . . . . 3 fr. 50

RHÉTORIQUE CLASSIQUE ET SECONDE MODERNE

**Histoire de l'Europe et de la France depuis 1610 jusqu'en 1789.** 2e édition. . . . . . . . . . . . 3 fr. 50

PHILOSOPHIE CLASSIQUE ET PREMIÈRE MODERNE

**Histoire de l'Europe et de la France depuis 1789 jusqu'en 1889.** 2e édition. . . . . . . . . . . . 6 fr. »

# Histoire de la Civilisation

**PAR CH. SEIGNOBOS**

Docteur ès lettres, Maître de conférences à la Faculté des lettres de Paris.

3 VOLUMES IN-16, AVEC FIGURES

**Histoire de la civilisation ancienne** (Orient, Grèce, Rome). . . . . . . . . . . . . . . . . . . . . 3 fr.

**Histoire de la civilisation au moyen âge et dans les temps modernes**. . . . . . . . . . . . . . . . 3 fr.

**Histoire de la civilisation contemporaine**. . . . 3 fr.

COLLECTION LANTOINE

## *Livres de Lectures et d'Analyses*

# Classiques Grecs et Latins

CHOIX ET EXTRAITS

Traduits et publiés par une réunion de professeurs, sous la direction de M. H. LANTOINE, secrétaire de la Faculté des lettres de Paris.

Cette collection a été créée en vue de l'*Enseignement moderne et de celui des Jeunes filles*, qui, sans étudier les langues mortes, doivent être cependant à même de lire et d'analyser les chefs-d'œuvre de l'antiquité.

Confiées à des professeurs distingués, qui ont apporté au choix de ces extraits le soin le plus minutieux, qui ont soigneusement revu, quand ils ne les ont pas faites eux-mêmes, les traductions des auteurs publiés, ces éditions sont en outre accompagnées de notices historiques et littéraires qui en rendent la lecture facile et fructueuse.

Chaque volume est précédé d'une *Notice biographique et bibliographique*, de *commentaires*, et suivi d'un *Index* quand il a paru nécessaire à la lecture du texte.

Voici le détail des **Auteurs publiés**, avec le nom des collaborateurs qui ont bien voulu nous prêter leur concours :

**Homère.** *Odyssée* (Analyse et Extraits), par M. ALLÈGRE, professeur à la Faculté des lettres de Lyon. (6e Moderne.)

**Plutarque.** *Vies des Grecs illustres* (Choix), par M. LEMERCIER, maître de conférences à la Faculté des lettres de Caen. (6e Moderne.)

**Hérodote.** (Extraits), par M. CORRÉARD, professeur au lycée Charlemagne. (6e Moderne.)

**Homère.** *Iliade* (Analyse et Extraits), par M. ALLÈGRE. (5e Moderne).

**Plutarque.** *Vies des Romains illustres* (Choix), par M. LEMERCIER. (5e moderne).

**Tite-Live.** (Extraits), par M. H. LANTOINE, secrétaire de la Faculté des lettres de Paris. (5e moderne.)

**Virgile.** (Analyse et Extraits), par M. H. LANTOINE. (5e Moderne.)

**Xénophon.** (Analyse et extraits), par M. VICTOR GLACHANT, professeur au lycée Buffon. (4e Moderne.)

**Salluste**, par M. H. LANTOINE. (4e Moderne.)

**Eschyle, Sophocle, Euripide** (Choix), par M. PUECH, maître de conférences à la Faculté des lettres de Paris. (3e Moderne.)

**Plaute, Térence.** (Extraits choisis), par M. AUDOLLENT, maître de conférences à la Faculté des lettres de Clermont. (3e Moderne.)

**César**, par M. H. LANTOINE. (3e Moderne.)

**Eschyle, Sophocle, Euripide** (Pièces choisies), par M. PUECH, maître de conférences à la Faculté des lettres de Paris. (2e Moderne.)

**Aristophane**, pièces choisies par M. FERTÉ, professeur au lycée Charlemagne. (2e Moderne.)

**Sénèque.** Extraits par M. LEGRAND, professeur au lycée Buffon. (2e Moderne.)

**Cicéron.** Traités. Discours. Lettres, par M. H. LANTOINE. (2e Moderne.)

**Tacite.** Extraits, par M. H. LANTOINE. (2e Moderne.)

***Chaque volume est vendu cartonné toile anglaise. 2 fr.***

## Leçons de Littérature Grecque

Par M. CROISET, professeur à la Faculté des lettres de Paris.

4e édition. 1 volume in-16, cart. toile. . . . . 2 fr.

## Leçons de Littérature Latine

Par MM. LALLIER, maître de conférences, et LANTOINE, secrétaire de la Faculté des lettres de Paris.

3e édition. 1 vol. in-18, cartonné. . . . . 2 fr.

## PREMIÈRES LEÇONS D'HISTOIRE LITTÉRAIRE

Littérature grecque, littérature latine, littérature française, par MM. CROISET, LALLIER et PETIT DE JULLEVILLE.

4e édition, 1 vol. in-16, cartonné toile . . . 2 fr.

### ENSEIGNEMENT SECONDAIRE DES JEUNES FILLES

## Morceaux Choisis

A L'USAGE

### des Classes Préparatoires

Publiés par Mesdames **CHAPELOT**, **BOUCHEZ** et **HOCDÉ**, Professeurs au lycée Fénelon.

Parmi les livres de morceaux choisis qui existent, il n'en est aucun qui s'adresse particulièrement aux jeunes filles ; il a semblé aux auteurs de ce recueil qu'il était utile de combler cette lacune et elles ont réuni en trois volumes les extraits des auteurs classiques et modernes qu'elles font apprendre à leurs élèves depuis plusieurs années.

La difficulté des morceaux est graduée d'après l'âge des élèves. Le *premier degré et le deuxième degré* s'adressent aux fillettes de 6 à 9 ans : les auteurs n'y ont pas ajouté de notes sachant, par expérience, que pour de si jeunes enfants aucune explication écrite ne peut remplacer la parole du professeur. Le *troisième degré*, qui est destiné aux élèves de 9 à 11 ans, contient quelques notes explicatives. Le *quatrième degré*, plus complet sous ce rapport, sera pour les enfants de 11 à 13 ans une préparation aux études littéraires : les extraits de chaque auteur y sont précédés d'une courte biographie, et les fragments des œuvres dramatiques sont accompagnés d'une analyse sommaire de la pièce.

Ainsi ordonnée, cette publication est appelée, nous l'espérons, à amener les toutes jeunes filles, par une pente insensible, à l'intelligence des chefs-d'œuvre de notre littérature.

Les morceaux choisis comprennent 3 volumes in-18 cartonnés toile :

Chacun des 2 premiers volumes est vendu 1 fr. 50 ;
le troisième est vendu 2 fr. 50.

**BRUNOT**, maître de conférences à la Faculté des lettres de Paris.
**Précis de Grammaire historique de la langue française**, avec une introduction sur les origines et le développement de cette langue. *Ouvrage couronné par l'Académie française.* 3ᵉ édition, augmentée d'une notice bibliographique. 1 vol. in-18, cart. toile verte. . . . . . . . . . . . . . . . . . . . . . 6 fr.

**CAUSSADE (De)**, conservateur à la Bibliothèque Mazarine, membre des commissions d'examens de l'Hôtel de Ville.
**Notions de Rhétorique et étude des genres littéraires**, 6ᵉ édit. 1 vol. in-18, toile anglaise. . . . . . . . . . . . 2 fr. 50
**Littérature grecque**, 6ᵉ édition. 1 volume in-18, toile anglaise . . . . . . . . . . . . . . . . . . . . . . . . . 3 fr.
**Littérature latine**, 4ᵉ édition. 1 vol. in-18, toile anglaise. 6 fr.

**GRÉARD**, de l'Institut, vice-recteur de l'Académie de Paris.
**Précis de littérature.** 5ᵉ édition. 1 vol. in-18, cartonné toile bleue . . . . . . . . . . . . . . . . . . . . . . . . . . 1 fr. 60

**LE GOFFIC (Charles)** et **THIEULIN (Édouard)**, professeurs agrégés de l'Université.
**Nouveau traité de versification française**, à l'usage des classes de l'enseignement classique et de l'enseignement spécial des lycées et des collèges, des écoles normales, du brevet supérieur et des classes de l'enseignement secondaire des jeunes filles. 2ᵉ édition. 1 vol. in-16, cartonné toile . . . . . . 1 fr. 50

**LIARD**, directeur de l'enseignement supérieur au Ministère de l'Instruction publique.
**Logique** (cours de philosophie). 3ᵉ édition. 1 vol. in-18, cartonné toile. . . . . . . . . . . . . . . . . . . . . . . . . 2 fr.

**MORILLOT (Paul)**, professeur à la Faculté de Grenoble.
**Le Roman en France depuis 1610 jusqu'à nos jours.** *Lectures et Esquisses.* 1 vol. in-16. . . . . . . . . . . . . 5 fr.

# Éléments de *Grammaire Espagnole*

Par I. **GUADALUPE**, professeur d'espagnol au Collège Rollin et aux Cours de la Ville, professeur examinateur à l'École supérieure de Commerce, professeur à la Société commerciale pour l'étude des langues étrangères et à la Société pour l'Instruction élémentaire, Officier d'Académie.

1 vol. in-16 cartonné toile anglaise. . . . . . . . . . . 3 fr.

L'ouvrage que M. Guadalupe publie, après une longue expérience de quatorze années consacrées à l'enseignement de l'espagnol en France, est fait sur un plan nouveau et renferme dans un nombre de pages relativement restreint, toutes les notions nécessaires pour connaître la langue à fond. Il peut servir aussi bien pour les commençants que pour les personnes ayant déjà une certaine connaissance de la langue espagnole. Toutes les leçons sont accompagnées d'un exercice pratique, formé de petites phrases simples et usuelles, se rapportant à la conversation ordinaire.

13319. — Imprimerie LAHURE, rue de Fleurus, 9, à Paris